Sudarshan Ranpise
Anie John

Oszacowanie moczu i wynagrodzeń w odniesieniu do 17-ketosteroidów

AF727256

Sudarshan Ranpise
Anie John

Oszacowanie moczu i wynagrodzeń w odniesieniu do 17-ketosteroidów

Stres Zmiany w jamie ustnej

Wydawnictwo Bezkresy Wiedzy

Imprint
Any brand names and product names mentioned in this book are subject to trademark, brand or patent protection and are trademarks or registered trademarks of their respective holders. The use of brand names, product names, common names, trade names, product descriptions etc. even without a particular marking in this work is in no way to be construed to mean that such names may be regarded as unrestricted in respect of trademark and brand protection legislation and could thus be used by anyone.

Cover image: www.ingimage.com

This book is a translation from the original published under ISBN 978-3-330-65129-6.

Publisher:
Wydawnictwo Bezkresy Wiedzy
is a trademark of
Dodo Books Indian Ocean Ltd., member of the OmniScriptum S.R.L Publishing group
str. A.Russo 15, of. 61, Chisinau-2068, Republic of Moldova Europe
Printed at: see last page
ISBN: 978-620-2-44664-8

Copyright © Sudarshan Ranpise, Anie John
Copyright © 2020 Dodo Books Indian Ocean Ltd., member of the OmniScriptum S.R.L Publishing group

Tytuł:

SZACUNKI MOCZU I ŚLINY W ODNIESIENIU DO 17-KETOSTEROID JAKO WSKAŹNIK W WYWOŁANYM STRESEM POROSTU PŁASKIM. I NAWRACAJĄCE MSZYCOWE ZAPALENIE JAMY USTNEJ.

DEDYCYKOWANE
DO MOJEGO
DAUGHTER
SIMAL
&
WIFE URMILA

UZNANIE

Wyrażam swoją szczerą wdzięczność i dług wdzięczność wobec Dr.(Pani) ANI JOHN, moja nauczycielka podyplomowa, która była nieustanne źródło inspiracji i zachęty dla mnie podczas to badanie. Z jej cennymi sugestiami, nieograniczoną cierpliwością, konstruktywna krytyka i niezakłócona zachęta, którą mi kierowała. w całym tym projekcie. To była wielka przyjemność podążać za nią. porady i sugestie.

INDEX

INTRODUKCJA

Mieszkańcy Ziemi są podzieleni nie tylko ze względu na rasę, naród czy religię, ale także w pewnym sensie ze względu na swój status społeczny. Ten unikalny podział wynika z ich stylu życia. Tak więc 70% ludności Ziemi to ludność wiejska, podczas gdy 25% ludności Ziemi można uznać za pochodzącą z miejskich społeczeństw uprzemysłowionych.

To 25% prowadzi nowoczesny styl życia. Są to produkty z połowy XX wieku, formowane przez edukację masową i mechanizację. W efekcie są to ludzie teraźniejszości, egzystencjalni.

Co odróżnia je od reszty ludzkości? Z pewnością są bogatsi, lepiej wykształceni i bardziej mobilni niż ich wiejskie lady. Oni też żyją dłużej. Ale tym, co szczególnie wyróżnia tych ludzi przyszłości, jest to, że są oni już wciągnięci w nowe przyspieszone tempo życia, które jest charakterystyczne. Niektórzy uważają, że to tempo jest nie do zniesienia, inni się na nim rozwijają. Szczególnie starsze pokolenie nie może tego tolerować ani rozumieć.

Z wiekiem, jak twierdzi pisarz John Cohen, istnieje wyraźne spowolnienie procesów metabolicznych. Ta indywidualistyczna reakcja zmiany tempa życia jest tym, co odróżnia ludzi i prowadzi do konfliktów. Rzekomo niezrozumiały konflikt między pokoleniami, rodzicami i dziećmi, mężami i żonami oraz zdolność jednostki do przystosowania się do sytuacji można łatwo prześledzić na podstawie reakcji na tempo życia. [4]

Przyspieszający pęd XX wieku przyniósł zmiany w naszym życiu, które są odczuwalne w życiu i fizjologii każdego człowieka. Profesor D.E. Berlyne, psycholog z Uniwersytetu w Toronto, mówi, że centralny układ nerwowy wyższych zwierząt jest przeznaczony do radzenia sobie ze zmianami w środowisku tylko wtedy, gdy te bodźce środowiskowe są w pewnym stopniu stymulowane. Wyjście poza stres powoduje przeciążenie systemu prowadzące do chorób fizycznych i psychicznych. Stres jest wrodzoną reakcją organizmu na dostosowanie się do codziennych potrzeb życiowych, a zakłócenie normalnej reakcji jednostki na stres może spowodować załamanie procesu homeostatycznego. Taki stres może być fizyczny lub psychologiczny, ale dowody chemiczne wskazują na główną rolę stresu psychologicznego u tych wyższych zwierząt. Stres objawia się na kilka sposobów. Stres może być przyczyną wielu problemów zdrowotnych, takich jak ból głowy, migrena, astma, pieczenie w ustach itp. Co najmniej 60% do 70% pacjentów zgłaszających się do kliniki lub szpitala ma problemy psychosomatyczne, tzn. są nerwowi, niespokojni lub przygnębieni. Stres i obciążenie stały się uniwersalną cechą współczesnego życia. 5

Niezależnie od tego, czy jest to zmartwienie z powodu niezadowolenia szefa, czy też żal z powodu śmierci bliskiej i drogiej osoby, czy też niepokój z powodu badania, większość z nas przechodzi przez stresującą sytuację w naszym codziennym życiu.

Pogorszenie stanu psychicznego zaczyna się od zmęczenia, po którym następuje dezorientacja i drażliwość nerwowa. W ten sposób osoba staje się nadwrażliwa na najmniejsze bodźce wokół niej. [80]

Fizyczne zmiany w organizmie człowieka, w stanie nadwrażliwości z powodu stresu psychicznego lub fizycznego związanego z tym środowiskiem życia, mają głęboki wpływ na przepisy dotyczące podwzgórza przysadki i kory mózgowej (HPA). Nieregulacja HPA jest uważana za jeden z najbardziej spójnych biologicznych, składowych depresji. Regulacja HPA przejawia się w poziomach wydalania steroidów w moczu, rytmicznych zmianach cykli cyrkadyjskich i zmianach w cyklach dobowych. Podstawowy stres modyfikuje te poziomy. 5

Autorzy dokumentują, że zaburzenia psychiczne przejawiające się w postaci depresji są dość często spotykane u pacjentów ze stresem. Jednak pacjentom brakowało motywacji do przyjmowania pomocy psychiatrycznej lub leków, ponieważ uważali, że nie mają zaburzeń psychicznych.

Uznaje się, że pomiar stresu psychicznego jest trudny do osiągnięcia, to, co może być niewielkim stresem dla jednej osoby, może być dużym stresem dla innej. Parametry psychiatryczne zależą zazwyczaj od samooceny lub długotrwałych wpływów, które są bardzo czasochłonne zarówno dla pacjenta, jak i operatora. [69, 71]

Kiedy emocja nie może być wyrażona normalnie lub świadomie, napięcie może być wyrażone podświadomie jako symptom somatyczny lub jako objawy cielesne. Ponieważ tkanki jamy ustnej mają wysoki potencjał psychologiczny, objawy jamy ustnej są częstymi objawami psychosomatycznymi.

Śluzówka jamy ustnej jest wysoce reaktywna na wpływy psychologiczne. W niektórych przypadkach choroby jamy ustnej mogą być bezpośrednim wyrazem emocji lub konfliktów, podczas gdy w innych przypadkach zmiany na błonie śluzowej jamy ustnej mogą być pośrednim skutkiem problemu emocjonalnego.

W ten sposób błona śluzowa jamy ustnej stanowi barometr, lustro odzwierciedlające stan zdrowia pacjenta.

S.Browing et.al. [12] skorelował zespół palenia jamy ustnej, chorobę związaną ze stresem, z zaburzeniami psychicznymi i znalazł znaczenie statystyczne w tym powiązaniu. Podobnie C.Zilli et.al11 skorelował chorobę psychiatryczną z przewlekłym bólem w okolicy twarzy. Naukowcy uznali również rolę czynników psychologicznych w różnych stanach jamy ustnej, takich jak Licheń Planus, Powtarzające się aftyjskie zapalenie pomidorów, zaburzenia T.M.jt., przewlekłe bóle twarzy itp.

Opracowano i uznano różne metody, które mają na celu niezbicie udowodnić fizyczne zmiany w metabolizmie organizmu w warunkach stresu. Nadmierne wydzielanie steroidów i jego wydalanie w moczu było badane przez wielu autorów. [42, 85, 105]

W ostatnich latach rolę wydalania śliny podkreślało również wielu autorów38[, 108]. Zainteresowanie śliną w ostatnich latach wynika z potencjalnych korzyści wynikających z pomiaru stężenia niektórych hormonów w ślinie. Łatwy, bezstresowy, nieinwazyjny charakter zbioru śliny, czyni go jednym z dostępnych płynów ustrojowych i jest potencjalnym medium w badaniu prawidłowej fizjologii człowieka oraz patologii. Nie jest to czasochłonne i dokładnie odzwierciedla aktywność biologiczną.

Poziomy śliny korelują istotnie w analizie statystycznej z poziomami w osoczu dla większości hormonów. Dzięki temu szacowanie śliny jest wszechstronnym narzędziem do wydzielania nadnerczy w stanach fizjologicznych i patologicznych. [54, 67, 80]

Uznano również za rozsądne, że jeżeli ocena stresu psychicznego może być dokonana z rozsądną dokładnością poprzez oszacowanie skali manifestowanego lęku, poprzez Hamilton's Anxiety Scoring wtedy może być skorelowany z wartościami moczu i wartościami ślinianowymi 17-Ketosteroidu.

Taka skala lęku powinna charakteryzować się dodatnią statystyczną korelacją ze śliną i szacunkiem moczowym steroidów, które są obecnie standardowymi metodami fizycznymi.

Niniejsze opracowanie ma na celu zwrócenie uwagi na depresję psychiczną i lęk, które mogą stanowić część ogólnego postępowania z pacjentami zarówno w przypadku liszaja płaskiego, jak i nawracającego aftyjskiego zapalenia pomidorów. Mając to na uwadze, podjęto badanie mające na celu oszacowanie poziomu 17-ketosteroidu w moczu i ślinie oraz skorelowanie tego ustalenia ze skalą lęku, która może być częścią i częścią historii przypadków medycznych.

REVIEW
OF
LITERATURA

STEROIDS :

Ważne funkcje samoobsługi (homeostazy) i zachowania gatunków (reprodukcji) w organizmie wielokomórkowym wymagają najwyższego stopnia integracji różnych systemów organizmu i adaptacji środowiska zewnętrznego. Integracja ta jest spowodowana przez kompleks neuroendokrynny składający się z Centralnego Układu Nerwowego, Autonomicznego Układu Nerwowego i gruczołów dokrewnych. Te trzy elementy ściśle ze sobą współpracują i regulują różne funkcje życiowe, takie jak krążenie, oddychanie, trawienie, wydalanie i rozrodczość.

Gruczoły wydzielania wewnętrznego i ANS służą do przekazywania komunikatów od najwyższego organu integrującego, OUN do organów i komórek ciała, z kolei ANS i gruczoł wydzielania wewnętrznego wpływają na funkcjonowanie OUN. Gruczoły wydzielania wewnętrznego składają się z grup wysoko wyspecjalizowanych komórek zlokalizowanych w różnych miejscach ciała. Systhesise i wyładować ich wyspecjalizowane wydzieliny bezpośrednio do obiegu. Te wydzieliny nazywane są hormonami. Sterydy to grupa hormonów wydzielanych przez nadnercza. [85]

Nadnercza, które leżą na wyższych biegunach dwóch nerek, składają się z dwóch odrębnych części, rdzenia nadnerczy i kory nadnerczy. Kora nadnerczy wydziela grupy hormonów zwanych kortykosteroidami. Hormony te są wysterylizowane ze sterydów, cholesterolu i wszystkie mają podobne formuły chemiczne. Inne źródła hormonów steroidowych to jajniki, jądra, ciałko żółte i łożysko. [36]

Wszystkie hormony steroidalne mają podobną podstawową strukturę złożonego pierścienia cyklopentanoperhydrofenantrenowego z różnymi grupami funkcyjnymi dołączonymi do różnych atomów węgla. Stosunkowo niewielkie różnice powodują uderzające zmiany w ich aktywności biologicznej. Są one słabo rozpuszczalne w wodzie, krążą w połączeniu z białkami są rozpuszczalne w tłuszczach, a ich koniugaty z kwasem glukoronowym i kwasami siarkowym są rozpuszczalne w wodzie. Wszystkie te sterydy są zesterylizowane zasadniczo z dwuwęglowych łańcuchów octanowych przez cholesterol.

Cholesterol jest obowiązkowym pośrednikiem w biosystezie kortykosteroidów. Około 60-80 % tego cholesterolu pochodzi z egzogenicznych źródeł. Pozostała część jest ostryzowana w korze nadnerczy z octanu. Cholesterol jest enzymatycznie związany z 21-węglowymi kortykosteroidami i 19-węglowymi słabymi androgenami. Te kortykosteroidy nie są przechowywane w nadnerczu.

Ilość kortykosteroidu stwierdzona w tkance nadnerczy jest niewystarczająca, aby utrzymać normalne tempo wydzielania przez ponad kilka minut przy braku ciągłej biosystezy, tj. tempo biosystezy jest równoznaczne z tempem wydzielania. [36]

To tempo wydzielania kortykosteroidów jest regulowane przez zmiany poziomu ACTH we krwi. Wydzieliny aldosteronu reguluje Angiotensyna II, peptyd okta.

Zmniejszenie spożycia chlorku sodu zwiększa wydzielanie aldosteronu, a zwiększone spożycie zmniejsza jego wydzielanie.

Te kortykoidy adrenalowe krążą w osoczu częściowo wolne i w większości związane z białkami (90%). Białka wiążące kortykosteroidy to glikoproteina do albumin. Kortykosteroid konkuruje ze sobą o miejsca wiązania na kortykosteroidowej globulinie. Kortyzol wykazuje wysokie powinowactwo, steroid sprzężony z glukoronidem i metabolizm aldosteronu mają niskie powinowactwo.

Te sterydy są metabolizowane w wątrobie i wydalane w moczu jako koniugaty kwasów siarkowego i glukoronowego. Aldosteron wydalany jest w moczu częściowo jako wolny aldosteron, a częściowo jako koniugaty tetrahydroaldosteronu. Różne metabolity moczu mogą być oceniane jako obojętne 17-Ketosteroidy i 17-Ketogeniczne sterydy. U normalnych dorosłych średnia dzienna produkcja moczu 17-Ketosteroidów wynosi 15 mg u mężczyzn i 10 mg u kobiet. W zdrowiu 17-ketogenne sterydy są wszystkimi metabolitami hydrokortyzonu i kortyzonu. Oszacowanie moczu na 17-ketosteroidów służy zatem jako cenny wskaźnik funkcji kory nadnerczy. [105]

CHEMIA STERYDÓW :

Hormony steroidowe wydzielane przez korę nadnerczy, jajnik, jądro, ciałko żółte i łożysko są pochodnymi tetracyklicznego węglowodoru, cyklopentanoperhydrofenantrenu C17H28, którego atomy węgla są ponumerowane jak pokazano we wzorze, I. Zastępowanie innych grup wodorem występuje w różnych pozycjach, najczęściej na atomie węgla 3, 10, 11, 13, 16 i 17. Tam, gdzie wprowadza się kolejne atomy węgla, jak w pozycjach 19, 13 i 17, te ostatnie jako boczny łańcuch dwóch atomów węgla. Są one ponumerowane jak we wzorze II i III. Powszechnie stosowanymi substytutami są grupy natlenione albo jako hydroksyl albo OX0 powszechnie w pozycjach 3, 11, 16, 17, 18, 20 i 21.

Sterydy można podzielić na trzy grupy według liczby obecnych atomów węgla.

Androgena

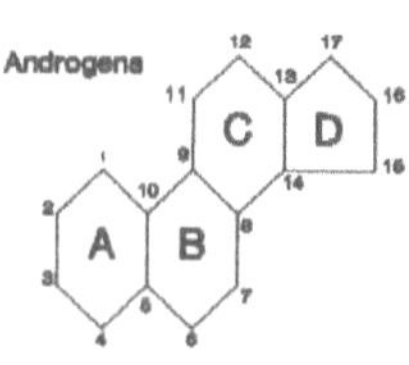

Androstane

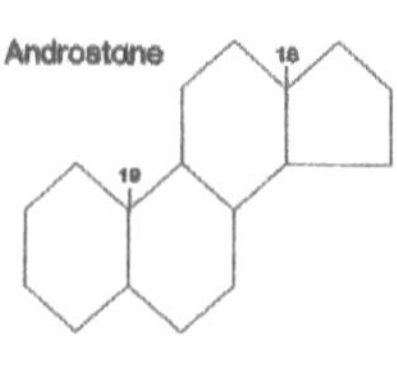

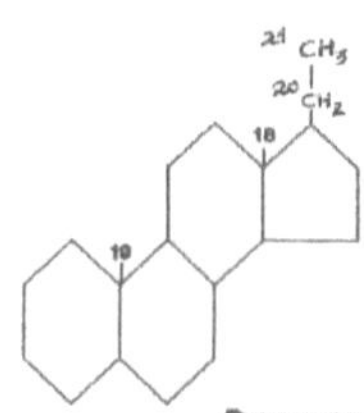

Pregenane

Androgeny mają grupy metylowe na C-10 i C-13 wzoru I, jądro węglowodorowe jest androstonem. Jest to steryd C-19 z hydroksylem na C-17 większości innych, które mają 17-0X0 i szacunek. Te 17-OXO sterydy zwane dalej skrótem 17-0S obejmują androsteron i aetiocholanolon, metabolity testosteronu i 17-0S wydzielane przez korę nadnerczy.

METABOLIZM STERYDÓW :

Inaktywacja wydzielanych hormonów osiągnięta poprzez zmianę chemiczną w jądrze steroidowym oraz koniugację z kwasem glukoronowym lub siarkowym. Produkty te są następnie wydalane do moczu i częściowo do śliny.

Większość aktywnych hormonów posiada grupę D4-3 Ketone lub rzadziej strukturę hydroksylową D5-3, jak w DHA i niektóre sterydy płodowe, choć estrogeny nie posiadają ani. Powszechna zmiana w redukcji tych grup do 3 hydroksykosteroidów bez podwójnego wiązania w pierścieniach A lub B. Ponadto, powszechna jest interkonwersja grup 11-hydroksylowych i 11-okso, a redukcja grup okso w C-20 może wystąpić w niektórych kortykosteroidach, dlatego też wspólne metabolity to tetrahydro i heksahydro pochodne w postaci koniugatów. Wprowadzenie dodatkowych grup hydroksylowych, szczególnie w C-6, jest mniej powszechne, ale dobrze rozpoznane. Wreszcie kortykosteroidy mogą podlegać utracie łańcucha bocznego w C-17 z produkcji 17-05, kilka z tych zmian są wspólne dla androgenów progesteronu i kortykosteroidów, estrogeny są w dużej mierze sprzężone przed wydalaniem. [105]

17-KETOSTEROIDÓW :

17-Ketosteroidy są grupą związków sterydowych, które mają Ketone w pozycji C-17 jądra sterydów. U kobiet nadnercza wydzielają prawie wszystkie te związki, gdzie jak u mężczyzn nadnercza odpowiadają za dwie trzecie, a jądra za resztę. Kwantyfikacja 17-Ketosteroidów jest ważna ze względu na ich właściwości androgenne. [35]

Jednak nie wszystkie z 17-Ketosteroidy mierzone są androgenami ani nie są najważniejszymi androgenami mierzonymi jako 17-Ketosteroidy np. androsteron i dehydroepiandro steron, oba mają właściwości androgenne i są mierzone jako 17-Ketosteroidy, gdzie jako etiocholanolon, chociaż mierzone nie mają właściwości androgenne. [85]

Zarówno etiocholanolon jak i androsteron mają nasycone pierścienie B i pochodzą z dehydroepiandrosteronu (nienasycony pierścień B), ale różni się tym, że pozycja wodoru 5 jest zorientowana w innej płaszczyźnie. Najsilniejsze androgeny, testosteron i dihydrotestosteron nie są mierzone jako 17-Ketosteroidy. Większość 17-Ketosteroidów wydalana jest w postaci koniugatów siarczanowych lub glukuronidowych. Pomiary 17-Ketosteroidów polegają na rozszczepieniu koniugatów z kwasem przed uzyskaniem czerwonawo-fioletowego koloru z absorpcją 520 mm (reakcja Zimmermanna). [105, 85]

Steroidy wydzielane przez korę nadnerczy, jajnik, Hormony przez jądra, ciałko żółte i łożysko są pochodnymi tetracyklicznego cyklopentanoperhydrofenantrenu C17H28. Kortykoidy adrenalowe krążą w osoczu częściowo jako wolne, a głównie jako związane z białkami (90%).

Wyciąg z adrenokortykoidu ma wiele różnych funkcji fizjologicznych i farmakologicznych wpływających na organizm. Wpływają na metabolizm białek CHO i lipidów, równowagę elektrolitową i wodną oraz funkcje CVS, nerek, mięśni szkieletowych, układu nerwowego i innych narządów i tkanek. Pomagają one również organizmowi i przeciwstawiają się różnego rodzaju szkodliwym bodźcom i zmianom środowiskowym, zwanym stresem [5].

Ilości najważniejszych kortykosteroidów i ilości wydzielanych codziennie są następujące

1) Kortyzol 15 mg do 25 mg (12 do 15mg/M2)

2) Kortykorektoron 1,5-4 mg do 4 mg

3) Aldosteron 30 mcg do 150 mcg.

Wydajność glikokortykoidów może wzrosnąć dziesięciokrotnie w okresach największego stresu.

Szybkość wydzielania glukokortykoidów jest regulowana przez ilość kortykotropiny uwalnianej przez przysadkę przednią. Dłużej działające preparaty kortykosteroidowe (np. deksametazon) najlepiej jest unikać, ponieważ istnieje tendencja do nadmiernej dawki i wzrost może być opóźniony. Dawki glukokortykoidu są określane indywidualnie poprzez pomiar wydalania moczu 17-Ketosteroidów.

NORMALNE WARTOŚCI 17-KETOSTEROIDÓW :

Wartości moczu 17-Ketosteroidu u osób zdrowych są następujące:

Samce - 31 mmol/24h do 83 mmol/24h (średnio 52 mmol/24h)
lub 9 mg/24h do 24 mg/24h (średnia 15 mg/24h)

Kobiety - 18 mmol/24h do 59 mmol/24h (średnio 35 mmol/24h)
lub od 5 mg/24h do 17 mg/24h (średnio 10 mg/24h)

Dane te są przeznaczone dla młodych dorosłych w wieku około 25 lat, w którym to czasie wydzielanie 17-ketosteroidów jest maksymalne. Następnie następuje powolny spadek, a następnie postępują kolejne lata.

Poniżej przedstawiono niektóre z zarejestrowanych wartości i odpowiednie odniesienia:

1) Hamburger (1948), Levell et al (1957) i cały komitet MRC ds. endokrynologii klinicznej (1963).

   0 do 1 roku ...... mniej niż 3,5 mmol (mniej niż 1 mg)

   od 1 do 5 lat ...... 1,4-6,3 mmol (0,3-1,8 mg)

5-7 lat ...... 2,8-9,5 mmol (0,8-2,6 mg)

7 do 10 lat ...... 4,5-12,0 mmol (1,3-3,5 mg)

10-12 lat ...... 6,3-17,5 mmol (1,8-5,0 mg)

2) Nelson et.al (1968)[105]

Wartości normalne 21-69 mmol/24h (6-20 mg/24hrs)

Dorośli mężczyźni 28 do 70 mmol/24h (8 do 20 mg/24h)

Kobiety : 4-63 mmol/24h (6-18 mg/24h)

3) Gold et al (1960)

Mężczyzna: 22mg/24h

Kobieta: 18mg/24h

4) Whigham (1968)

Mężczyzna: 16.5mg/24h

Kobieta: 14.5mg/24h

5) A. V. V. S. S. Rao.

Normalny wartości Mężczyzna 20 mg/24h

Kobieta : 15 mg/24h

6) Normalny 17-os (mg/d1)

	Dzieci	Dorośli mężczyźni	Dorosłe kobiety
Poziomy śliny	5-20 mg/dl	5-20mg/d1	5-20mg/d1
Poziomy moczu	0,02-0,04mg/d1	6-10mg/d1	4-8mg/d1

7) Smith98

Mężczyzna : 8 do 20 mg/24h (27,7 do 69,3 mmol/dzień)

Kobieta : 6-15mg/24h (20,7 do 51,9mmol/dzień)

Dzieci przed okresem dojrzewania poniżej 3mg/24h (10,4mmol/dzień) stopniowo wzrastają aż do okresu dojrzewania.

OGÓLNA TECHNIKA STOSOWANA DO OZNACZANIA STERYDÓW :

Główne zastosowane podejścia to analiza osocza lub surowicy, śliny i moczu.

PLASMA :- W tym oznaczane sterydy są prawie zawsze wydzielanymi hormonami, chociaż większa część związana z białkami może być biologicznie nieaktywna.

SALIVA i URINE :- Sterydy moczowe i ślinankowe są głównie metabolitami hormonów pierwotnych i są wydalane z moczem głównie w postaci koniugatów i niekoniugatów śliny. Ponieważ może istnieć kilka metabolitów danego hormonu, jednym z podejść było zastosowanie odpowiedniej reakcji grupowej podanej przez wszystkich lub większość członków takiej grupy i stosunkowo specyficznej dla niej. Alternatywnie metabolity mogą być oddzielone odpowiednią ekstrakcją lub chromatografią przed ich indywidualnym określeniem. Ogólny typ reakcji grupowej może być zastosowany do oczyszczonej frakcji lub dalsza swoistość może być osiągnięta poprzez selektywną reakcję dla pojedynczego steroidu. [105]

Ogólnie rzecz biorąc, analiza sterydów moczowych zazwyczaj oznacza pobranie 24-godzinnej próbki moczu i analizę sterydów śliniankowych, pobranie 30-minutowej próbki śliny.

WYDALANIE 17-KETOSTEROIDÓW :[105]

W następujących przypadkach może wystąpić zmniejszenie wydalania 17-Ketosteroidu:

1) Hipooaktywność kory nadnerczy przysadki mózgowej lub jąder.
2) Hipogonadyzm : Redukcja hormonów jąder u mężczyzn, Pierwotne niepowodzenia jajników u kobiet.
3) Choroba wywoływana przez dodatki
4) Gruźlica
5) Proces autoimmunologiczny
6) Zakłócenia różnych leków zmniejszają wydalanie 17-Ketosteroidów poprzez wpływanie na ich metabolizm.
   Na przykład fenotiazyna, fenyotyna, morfina i tabletki antykoncepcyjne.
7) Terapia długoterminowa barbituranami, kwasem probenowym, estrogenami i reserpiną.
8) Adrenalektomia lub kastracja
9) Zespół nerczycowy
10) Nadczynność tarczycy

ZWIĘKSZONE WYDALANIE 17-KETOSTERIODU:

1) Syndrom Cushingsa
2) Gruczolak nadnercza
3) Przerost nadnerczy, wrodzony przerost nadnerczy, wrodzony przerost nadnerczy
4) Rak nadnerczy
5) Zespół ACTH pozamaciczny
6) Nowotwory jąder, jajników
7) Guz komórek śródmiąższowych
8) Ciąża
9) Zespół nadnerczy
10) Leki : np. testosteron, propionian, aspiryna, acetozolamid, digoksyna, glutaminid. Fenoliczne i neutralne typy 17-ketosteroidów pochodzą odpowiednio z estrogenów i androgenów.

STERYDY W ODPOWIEDZI NA STRES36

Zadziwiające jest to, że prawie każdy rodzaj stresu, czy to fizycznego, neurogenicznego czy psychologicznego, spowoduje natychmiastowy i wyraźny wzrost wydzielania ACTH, a następnie w ciągu kilku minut znacznie zwiększone wydzielanie adrenokortyzolu aż 20 razy5.

Niektóre z różnych rodzajów stresu, które zwiększają uwalnianie kortyzolu są następujące:

1) Uraz prawie każdego typu.
2) Zakażenie

3) Intensywne ciepło lub zimno

4) Wstrzyknięcie noradrenaliny i innych leków sympatyzujących

5) Operacje chirurgiczne

6) Wtrysk substancji martwiczych pod skórę

7) Powstrzymywanie zwierzęcia, aby nie mogło się poruszać.

8) Prawie każda osłabiająca choroba.

Tak więc szeroka gama niespecyficznych bodźców może spowodować znaczny wzrost tempa wydzielania kortyzolu przez korę nadnerczy. Jednak nawet jeśli wiemy, że wydzielina kortyzolu często znacznie wzrasta w warunkach stresowych, wciąż nie wiemy, dlaczego ma to znaczenie dla istoty żywej. Jednym z przypuszczeń, który jest prawdopodobnie tak dobry jak każdy inny, jest to, że glukokortykoidy powodują szybką mobilizację aminokwasów i tłuszczów z ich komórkowego magazynu, udostępniając je zarówno do celów energetycznych, jak i syntezy innych związków, w tym glukozy, potrzebnych różnym tkankom ciała. [36, 5]

Rzeczywiście dobrze wiadomo, że kiedy białka są uwalniane z większości komórek tkankowych, komórki wątroby mogą wykorzystywać zmobilizowane aminokwasy do tworzenia nowych białek. Wykazano również w kilku przypadkach, że uszkodzone tkanki, które są chwilowo wyczerpane z białek, mogą również wykorzystywać nowo dostępne aminokwasy do tworzenia nowych białek, które są niezbędne do życia nowych komórek. Być może aminokwasy są również wykorzystywane do syntezy takich podstawowych substancji jak purynowe, pirymidyny i fosforan kreatyniny, które są niezbędne do utrzymania życia komórkowego i reprodukcji nowych komórek.

Ale to wszystko to głównie przypuszczenia. Potwierdza to fakt, że kortyzol zazwyczaj nie mobilizuje podstawowych białek funkcjonalnych komórki, dopóki prawie wszystkie inne białka nie zostaną uwolnione. Ten preferencyjny efekt kortyzolu w mobilizowaniu białek labilnych może sprawić, że aminokwasy będą dostępne dla potrzebujących komórek w celu syntezy substancji niezbędnych do życia5.

OCENA MEDYCZNA :

R.H.Rahe i wsp. 76 przeprowadzili badania lekarskie 52 Amerykanów przetrzymywanych jako zakładnicy w Iran przez 444 dni, w tym testy psychologiczne i pomiary psychologiczne. W testach psychologicznych wykorzystano "Minnesota Multiphasic Personality Inventory" (MMPI) oraz możliwości zarządzania stresem w grupie po przybyciu do Wiesbaden w Niemczech Zachodnich. Kortyzol osoczowy i ślina, katecholaminy moczowe i testosteron śliny, które mają być wysoko podniesione. Kortyzol ze śliny był jedynym pomiarem fizjologicznym, który wykazał istotną korelację z ocenami psychiatrów uwolnionych zakładników, oceny zaburzeń psychicznych okazały się być ważną oceną psychometryczną, wynikającą z ich korelacji z MMPI i głównymi skalami 16P-F. [75]

R.H.Rahe et a176 spekulują, że na podwyższony poziom kortyzolu w osoczu i ślinie oraz w moczu mógł mieć wpływ byłych zakładników odczuwających niepokój. Badacze Marynarki Wojennej i ich współpracownicy [C.R.T.R. i R.E.P.] zaproponowali badanie seryjnego kortyzolu, a Narodowy Instytut Zdrowia Psychicznego zaproponował badanie wskaźników kortyzolu w moczu i osoczu w celu oszacowania psychofizjologicznej regeneracji grup.

Oszacowanie stężenia hormonu steroidowego w ślinie jest obecnie powszechnie uznawane za sposób określania stężenia steroidów systemowych, które oferują wiele korzyści w porównaniu z szacowaniem w próbkach surowicy lub moczu. [27, 41, 46, 54, 80]

Hormony steroidowe jako rozpuszczalne w tłuszczach cząsteczki łatwo przechodzą do śliny, chyba że są one związane z nośnikami w krwioobiegu. Zostało to zademonstrowane pierwotnie przez Stannona i jego współpracowników (1959, a, bs do 1963 r. byli oni w stanie stosować tylko metodę porter- Silber Porter & Silber 1950), niespecyficzną metodę dla 17-Ketoateroida. [29]

Pomiar stężenia kortyzolu w ślinie o godzinie 23.00 jest wiarygodnym i praktycznym wskaźnikiem osi podwzgórze-przysadka-nadnercze aktywnie działającej w depresji, zwłaszcza u pacjentów ambulatoryjnych. [27, 41]

Wszystkie sterydy o znaczeniu diagnostycznym w rutynowej endokrynologii klinicznej mogą być teraz mierzone w ślinie. Lista hormonów steroidowych oznaczanych obecnie w ślinie obejmuje kortyzol, aldosteron, dehydroepiandrosteron, testosteron, 5A-dihydrotestosteron, 17B-hydroxy-progesterones, progesteron, 17B-esteradial, estriol i estron. Badania dobowe wykazały pewne tendencje, chociaż poza wieloma wyjątkami, najbardziej stałym objawem była obecność maksymalnego stężenia 17-hydroksykosteroidów we wczesnych godzinach porannych.

Jest to zgodne z danymi Rincusa, Hoaglanda Romanoffa i Carlo, którzy znaleźli porównywalne zmiany w dobowym wydalaniu 17-ketosteroidów i neutralnych lipidów redukujących w moczu, jak również tych z Sandbergu i jego współpracowników, którzy zaobserwowali ten sam wzorzec w moczu 17-hydroksykortykosteroidów po hydrolizie glukoronidazy. Obie grupy odnotowały najwyższy poziom moczu w godzinach porannych41.

Szeroki zakres normalnych wartości 17-hydroksykortykosteroidów sugeruje równowagę homeostatyczną kory nadnerczy u człowieka, która jest mniej wrażliwa niż w przypadku większości składników chemicznych w płynach ustrojowych. Wykazano, że gdy dawki terapeutyczne kortyzonu są podawane normalnym osobom, następuje spadek wydalania 17-Ketoateroidów. [11]

Wiele małych związków organicznych, takich jak mocznik, glukoza, sterydy i lipidy, występuje w ślinie zwykle w stężeniu znacznie niższym niż ich poziom w osoczu. Stężenie tych materiałów zależy na ogół od ich poziomu w osoczu, masy cząsteczkowej, rozpuszczalności lipidów, a czasami od tempa przepływu, przy którym wydzielana była ślina. Jeśli pomiar poziomu hormonu w ślinie ma mieć ogólną wartość kliniczną, należy go wykonać na ślinie mieszanej (całej). Z pewnością jedyną praktyczną alternatywą jest pobieranie próbek na podstawie próbki pobranej od pacjenta, zmieszanej całej śliny.

Mechanizmy umożliwiające przedostanie się hormonu do całej śliny :[80]

1) Zanieczyszczenie pozorne Zanieczyszczenie
2) Podczas przyjmowania hormonu doustnie.
3) Podczas obchodzenia się z narkotykami
4) Zanieczyszczenie krwi z otarć w jamie ustnej (z energicznego szczotkowania zębów)
5) z wysiękiem z osocza, szczególnie w zapaleniu dziąseł.
6) Prawdziwy poziom śliny
7) Pasywna dyfuzja wewnątrzkomórkowa
8) Ultrafiltracja
9) Aktywne wydzielanie

Shafer [92] stwierdził, że pacjenci mieli istotnie wyższe poziomy wydalania 17-0H steroidów i amin katecholowych, które były związane ze zjawiskiem stresu. Laskins określił, że stresujący pacjenci mają znacznie wyższy poziom steroidów i amin katecholowych niż normalnie.

Fava M Littman et al. [28, 26] 129 uczestniczek otrzymało kilka kwestionariuszy oceniających różne czynniki ryzyka psychologicznego i behawioralnego dla CAD i wszystkie 129 członków miało pobraną krew między 8.00 a 9.30 rano po nocnym poście w celu pomiaru cholesterolu.

Kotsilia G.V et al [45] - badano wpływ wielokrotnego podawania przedłużonego środka ACTH na wydzielanie dehydroepiandrosteronu (DEA) oraz prekursorów delta 4 i delta 5 w doświadczeniach na męskich pawianach hamadryas. Podawanie Sinacten depot w dawce 1 mg przez 5 dni spowodowało zauważalny spadek podstawowego poziomu kortyzolu.

Semple C.G. et al83 badali funkcję endokrynną, obecność stresu psychicznego w czasie badań potwierdzono poprzez znalezienie zwiększonych wartości dla dwóch skal lęku samooceny. Wydalanie metadrenaliny moczowej zostało zwiększone u wszystkich badanych w czasie badania. Niniejsze opracowanie kwestionuje popularne przekonanie, że stres psychologiczny stymuluje wydzielanie prolaktyny i tłumi funkcję przysadki mózgowej.

Parker L et al. 67 poprzednich badań wykazało również zwiększone stężenie kortyzolu przed zabiegami chirurgicznymi, prawdopodobnie z powodu stresu psychicznego. Pacjenci powracający do zdrowia po ostrym stresie chirurgicznym często wydalają zwiększoną ilość kortykosteroidów 17-0H.

Interdependent Effects of stress and the Adrenal Cortex : [103]

Pierwotnie, Na podstawie obserwacji, że niektóre z reakcji metabolicznych na urazy nie występują przy braku kory nadnerczy, oraz na podstawie dowodów zwiększonego wydzielania sterydów nadnerczy podczas stresu, wydawało się rozsądne interpretować zmiany metaboliczne zachodzące po stresie jako bezpośrednią manifestację hipersekrecji hormonu adrenokortykotropowego (ACTH) i sterydów adrenokortystycznych, a zatem hormon adrenokortyczny może być uważany za konieczny, ale nie odpowiedzialny za pewne obserwowane zmiany metaboliczne i morfologiczne po stresie. Wzajemne zależności między korą nadnerczy a metabolizmem stresu obserwacje Inglesa zostały potwierdzone przy użyciu różnych technik. Dowody zostały wprowadzone w niezbędne do zainicjowania reakcji metabolicznej na stres, chociaż wysoki poziom wydzielania może być konieczny do podtrzymania. [36]

Wykazano szereg warunków stymulujących wydzielanie adrenokorty u człowieka. Obejmują one stan agonalny, ciężkie infekcje, operacje, porodówki, przeziębienie, ćwiczenia i stres emocjonalny. Stresowe bodźce zastępują normalne mechanizmy kontroli negatywnego sprzężenia zwrotnego, a stężenie steroidów adrenokortycznych może być podwyższone w ciągu kilku minut od rozpoczęcia n odpowiedniego bodźca. Zwierzę reaguje natychmiastowym wzrostem metabolizmu azotu, tak jakby było poddawane silniejszemu stresowi, bodźcowi. Badania te doprowadziły do koncepcji, że hormon nadnerczy w jakiś sposób pozwala organizmowi reagować metabolicznie na bodźce stresujące, przy czym skala reakcji zależy przede wszystkim od bodźców stresowych, chyba że występuje nadmiar hormonu nadnerczy5.

Stres może powodować uniesienie wielu hormonów, zwłaszcza kortyzolu. Związek między kortyzolami ślinankowymi a kortyzolami w surowicy został szczegółowo zbadany przez Vining i wsp. [108].

Od dawna uznaje się, że steroidoterapia wraz z jej dobroczynnym działaniem stwarza ryzyko poważnych działań niepożądanych, takich jak zwiększona podatność na infekcje, redystrybucja tkanki tłuszczowej i zaburzenia ośrodkowego układu nerwowego. Dodatkowo uzupełniająca steroidoterapia może spowodować zahamowanie osi podwzgórzowej przysadki mózgowej z powodu ujemnego mechanizmu sprzężenia zwrotnego, w którym zmniejszenie uwalniania hormonu adrenokortykotropowego znacznie hamuje produkcję naturalnie występujących kortykosteroidów. W rezultacie pacjenci w stanie stłumionym mogą nie być w stanie odpowiednio reagować w okresach stresu. [7, 58]

Aldercrutz H et al1 doszli do wniosku, że komponent psychiczny połączonego stresu psychicznego i somatycznego może być oddzielony od komponentu somatycznego sugestią hipnotyczną. Reakcja podczas hipnotycznej sugestii naprężenia jest zazwyczaj mniejsza, ale czasami równa wielkości uzyskanej podczas rzeczywistego naprężenia. Poszczególne odpowiedzi różnią się znacznie w zależności od osoby. Hormony najbardziej wrażliwe na stres psychiczny to hormon wzrostu irostenion, kortyzol, żywica i angiotensyna II.

Gutoranov G. [35] Zbadano wartości 17-Ketosteroidów w 24-godzinnym moczu 37 tkaczek (podzielonym na dwie grupy - zdrową i neurotyczną) oraz 15 mężczyzn obsługujących centralne tablice z kombinatów chemicznych - Vratza. Mocz badano również zgodnie z metodą Wisera i Stamm 1970, im mg/2h. Porównanie wartości metabolicznych przed i po pracy wykazało wzrost liczby 17-Ketosteroidów.

Czynniki psychoneurogenne mogą wpływać na tempo wydzielania hormonów, np. niepokój może hamować wydzielanie gonadotropiny; ostry stres zwiększa uwalnianie amin katecholowych z rdzenia nadnerczy i kortykosteroidów z kory nadnerczy.

STRES PSYCHOLOGICZNY

Stres definiuje się jako zakłócające równowagę zdarzenie, które tymczasowo zakłóca funkcjonowanie jednostek i inicjuje łańcuch reakcji adaptacyjnych lub adaptacyjnych. Czynniki psychologiczne były często cytowane jako przyczyny stresu, niewiele badań wykorzystywało obiektywne metody psychometryczne do oceny stanu psychologicznego pacjentów. [7]

Choroby psychosomatyczne są spowodowane lub utrzymywane częściowo przez czynniki stresu psychologicznego. Implikacja terminu psychosomatyczny jest to, że napięcie wynikające z długotrwałego konfliktu emocjonalnego może wywołać zmiany w funkcjach ciała, które po powtórzeniu w czasie mogą prowadzić do rzeczywistego uszkodzenia tkanek. Od wielu lat podejmowane są próby określenia poszczególnych typów osobowości związanych z różnymi formami chorób psychosomatycznych. Przegląd tej literatury nie wykazuje jednak związku między konkretnym typem osobowości a konkretnym typem zaburzeń. Zamiast tego osoby psychosomatyczne zazwyczaj charakteryzują się stosunkowo stałymi elementami emocjonalnymi, takimi jak zależność, złość lub strach, które wydają się najbardziej szkodliwe, gdy odmawia się im świadomej ekspresji.

Poszczególne przypadki jednak, gdy są dogłębnie badane, nie mieszczą się w żadnej wspólnej kategorii. Nowoczesna teoria psychosomatyczna powtórzyła zatem bardziej ogólną obserwację, że wszyscy pacjenci z fizyczną chorobą, której towarzyszy widoczny element psychologiczny, mają długotrwałe problemy z kontrolą własnych wewnętrznych doświadczeń emocjonalnych oraz z zachowaniem relacji z ludźmi, którzy mają znaczenie w życiu prywatnym. Jest prawdopodobne, że czynniki genetyczne, które obdarzyły niektórych z nas szczególnie wrażliwym narządem lub systemem narządów, będą dyktować zarówno występowanie chorób psychosomatycznych, jak i wybór organu, który jest dotknięty chorobą.

Lamb et al51 przy użyciu kwestionariusza Catell'a 16pf znaleźli czynniki psychologiczne obecne u ponad połowy pacjentów u 70% tych, którzy nie reagują na leczenie.

Lęk i depresja były najczęstszą diagnozą, Lamey52 i Lamb przy użyciu szpitalnej skali lęku i depresji stwierdzono lęk większy niż depresję. Po szeroko zakrojonych badaniach psychometrycznych, oprócz lęku, stwierdzono wyższą niż normalna częstotliwość reakcji somatycznych na stres i wyższą punktację za neurotyczność i odpowiedzialność nerwowo-somatyczną.

Grupa Stress okazała się bardziej zainteresowana funkcją ciała i bardziej przygnębiająco stłumiona emocjonalnie, zła, nieufna, niespokojna i społecznie odizolowana.

Chociaż zgłoszono ostateczne skojarzenia, nadal nie jest jasne, czy te czynniki psychopatologiczne są przyczyną dolegliwości jamy ustnej, czy tylko wynikiem przewlekłego bólu. Korzystanie z grupy kontrolnej pacjentów z przewlekłym bólem jamy ustnej, u których zidentyfikowano przyczynę organiczną, badani pacjenci ze stresem poprzez wywiad psychiatryczny i ogólny kwestionariusz zdrowotny.

75 procent osób z grupy stresowej wykazało zaburzenia psychiczne. (Lęk, depresja i historia trudności społecznych i osobistych). Niektórzy autorzy uznali, że czynniki wywołujące stres (bolesne zdarzenia życiowe) są tymczasowo związane z dolegliwościami bólowymi.

W przeciwieństwie Grushka et al34 zasugerował w swoim badaniu, że niepokój psychiczny jest raczej wynikiem niż przyczyną operacji, która jest potwierdzona przez niektóre badania badające inne przewlekłe zespoły bólowe. Grushka zaproponowała, aby ewentualną etiologią było uszkodzenie małych naczyń krwionośnych, prowadzące do niedokrwienia, bólu i dysfunkcji czuciowych nerwów. Miażdżyca może wpływać na tętnice językowe i może być również możliwym źródłem bólu przez ten sam mechanizm patofizjologiczny. Badanie to ma na celu porównanie pacjentów z grupą dopasowanych kontroli i opisanie typów zaburzeń psychicznych, które mogą być związane z zespołem. Ankieta składała się z ogólnych pytań dotyczących zdrowia jamy ustnej, szczegółowych pytań dotyczących stresu oraz pytań dotyczących pacjentów z problemami towarzyszącymi.

W kwestionariuszu uwzględniono następujące badania psychologiczne:

Stan Spielbergera - inwentaryzacja lęku o charakterze charakterystycznym (STAI - forma Y)

Lista kontrolna przymiotników depresji (DACL)

Kwestionariusz do pomiaru reakcji organizmu i reakcji somatycznych na stres.

Inwentaryzacja osobowości Mandsleya: Pomiar neurotyczności, odpowiedzialności, odpowiedzialności neuro-somatycznej i ekstrawersji introwertycznej.

Hamiltons Anxiety rating scale i Hamiltons Psychiatric rating scale for depression measuring patients mental and heath status.

The presumptive stressful life events scale : The P.S.L.E scale for evaluation of stress score on modified Kuppuswamy scale.

Wiesz, co to jest? Taylors zamanifestować skalę lęku do wykorzystania w celu oceny poziomu lęku.

Pilowski i współpracownicy pokazali, że ankieta dotycząca zachowania w przypadku choroby może być wykorzystana do oceny psychiatrycznych aspektów tych schorzeń.

Testy stosowane do badania zaburzeń psychicznych :[43]

G.H.Q - Ogólny kwestionariusz zdrowotny : Powszechnym sprzeciwem wobec kwestionariusza dotyczącego zaburzeń nastroju jest to, że na wyniki wpływają choroby fizyczne pacjentów.

HAD - Hospital Anxiety and Depression scale : HAD to skala samooceny, która została opracowana w celu wykrycia zaburzeń nastroju w postaci lęku i depresji.

MMPI - Minnesota Inwentaryzacja osobowości wielofazowych.

MADRS - Montogomery Asberg Depressing Rating Scale: odnosi się do przedmiotów takich jak znużenie, myśli anhedonijne i samobójcze oraz utrata apetytu i wewnętrznego napięcia.

IDA - Imitability Depression scale : odnosi się do lęku, obaw, niepokojących myśli i napięcia somatycznego.

Identyfikacja niektórych ostatnich wydarzeń, takich jak utrata istotnego związku z konfliktem wywołującym emocjonalne podniecenie, dostarcza wniosków co do stresu przyspieszającego.

Następnie przyjmuje się racjonalny tryb leczenia, który obejmowałby rozważenie problemów emocjonalnych. Jedna z ról stresu emocjonalnego została dobrze rozpoznana u tych pacjentów od wielu lat i Maulton, jeden z pierwszych pracowników, opisał tych pacjentów jako wykazujących objawy lęku lub depresji w kontekście istniejących od dawna problemów życiowych. Związek między przewlekłym bólem a depresją jest złożony. Pacjenci z depresją mogą narzekać na ból, a każdy długotrwały ból może prowadzić do pogorszenia nastroju, ale obecność takich objawów depresji niekoniecznie odpowiada chorobie depresyjnej. Pojęcie, które zostało uznane za użyteczne, to koncepcja nieprawidłowego zachowania się w chorobie, wprowadzona przez Mechanika, która uwzględnia różne siły kulturowe, społeczne, osobiste i sytuacyjne, które mogą wpływać na ekspresję bólu. Kwestionariusz został zatwierdzony w praktyce ogólnej i stanowi wiarygodną miarę zachorowalności psychiatrycznej wśród osób, które nie uważają się za chore psychicznie.

Wiesz, co to jest? Montgomery - Skala ratingu depresji Asberga (MADRS) dostarczyła miary choroby depresyjnej, a pacjenci wypełniają również Kwestionariusz Osobowości Eysenctsa (EPQ). [14]

S Koblenzer's [47] Classification of psychocutaneous disease:

1) Warunki, które są pochodzenia ściśle psychologicznego

2) Warunki, w których przypisuje się silne czynniki psychogeniczne

3) Warunki, które są zależne od czynników genetycznych i środowiskowych, ale w których przebieg choroby jest w znacznym stopniu dotknięty stresem (np. Lichen simplex chrenicus, lichen

planus, nawracająca opryszczka simplex, nawracające aftyjskie wrzody, Acne valgaris).

Stres jest czymś, co może mieć wpływ na nas w każdej chwili. Bóle głowy, problemy z trawieniem, słaba koncentracja lub napięte mięśnie w szyi i ramionach, wrzody w jamie ustnej to tylko niektóre z objawów stresu. Czasami zdajemy sobie sprawę, że jesteśmy spięci, ale równie często stres może przejąć nasze życie, zanim zdamy sobie sprawę z tego, co się dzieje, budując stopniowo każdy dzień. Jeśli nie sprawdza się chronicznego stresu, może on prowadzić do wszelkiego rodzaju problemów zdrowotnych, takich jak depresja i zmęczenie, a w cięższych przypadkach do upadku ciała, które jest bardziej podatne na choroby. Ostry stres może być równie szkodliwy, ponieważ stymuluje naturalną reakcję organizmu na "walkę lub ucieczkę". Jakakolwiek walka lub emocjonalne zdenerwowanie.
uruchomi tę autonomiczną, podświadomą reakcję.

Podczas gdy Twoje ciało jest zajęte radzeniem sobie ze stresem, jego układ odpornościowy często nie może skutecznie funkcjonować, więc jesteś bardziej podatny na infekcje. Psychofizjologia została zdefiniowana przez "Sterna" jako zajmująca się manipulowaniem zdarzeniami behawioralnymi i zapisywaniem zmiennych fizjologicznych w ramach psychologii fizjologicznej, czyli manipulowaniem zmiennymi fizjologicznymi i zapisywaniem zdarzeń behawioralnych. [58]

Znajduje się układ nerwowy, w tym somatyczne elementy sensoryczne i ruchowe oraz aferentni i różni autonomiczni przedstawiciele, części układu oddechowego i pokarmowego układu mięśniowo-szkieletowego, wpływające na żucie stawów skroniowo-żuchwowych, zgryz, układ krążenia i układ hormonalny. Rola systemu neuroendokrynnego w patogenezie choroby "psychosomatycznej". Ścieżki te można podzielić na układ współczulny nadnerczy, przypuszczalnie zaangażowany w reakcję na bardziej krótkotrwały ostry stres oraz układ przysadkowo-nerkowy i prawdopodobnie oddział przywspółczulny autonomicznego układu nerwowego, które są zaangażowane w odpowiedzi na bardziej długotrwały lub przewlekły stres. [83]

LICHEN PLANUS

Licheń płaski jest dość charakterystyczną chorobą śluzowo-skórną o niepewnej etiologii, ale o pewnych wyraźnych cechach histopatologicznych. Ta dermatoza zapalna, choć często występująca, nie jest uważana za powszechną chorobę skóry. Jest to szczególnie interesujące dla stomatologa ze względu na zaangażowanie błony śluzowej jamy ustnej.

Przegląd literatury ujawnia liczne teorie przyczyn i czynników predysponujących, ale w ostatnich latach coraz większą uwagę zwraca się na reakcję gospodarza i możliwość, że destrukcyjne aspekty normalnego mechanizmu obrony immunologicznej gospodarza i stresu psychologicznego mogą działać jako główna przyczyna zniszczenia w patogenezie porostów płaskich.

Shklar94 i McCarthy dali obszerny przegląd historyczny, choroba została po raz pierwszy opisana w 1869 r. przez Eresmus Wilson jako "Lichen Planus" jako erupcja pryszczyków godna uwagi ze względu na ich kolor, sylwetkę, strukturę, izolowany i zagregowany rozwój oraz plamy melasmiczne, które pozostawiają po zniknięciu. Zmiany chorobowe w jamie ustnej w Licheniu płaskim zostały następnie odnotowane i opisane przez Unna i Crocker. Thibierge (1885) po raz pierwszy opisał systematycznie zmiany w jamie ustnej. Audry (1894) wskazał, że zmiany w jamie ustnej Lichen Planus mogą wystąpić przy braku zmian skórnych. Biedny (1905) po raz pierwszy opisał powstawanie ubytków w Licheniu płaskim błony śluzowej. Dubreuith (1906) stwierdził, że zaangażowanie samej błony śluzowej było częstsze niż zaangażowanie skóry bez zmian na śluzówce. Tak więc wiele istotnych informacji zostało odpowiednio zaprezentowanych na początku XX wieku.

Uściślenia zarówno w opisie klinicznym, jak i mikroskopowym miały nastąpić, a duża seria przypadków była badana przez wielu badaczy, w tym Trautmanna, Culrera, Little, White'a i Jacoba. W ostatnich latach Cooke17, Shklar94, McCarthy59 i Andreason6 przejrzeli wiele z tego materiału w swojej doskonałej monografii.

W przeszłości proponowano różne teorie dotyczące etiologii Lichen planus. Najważniejsze z nich podsumowuje Andreason J.0, Shklar i

McCarthy są wymienione jako (1) Teoria traumatyczna (2) Teoria bakterii zaproponowana przez Jacoba Helmbolda i Brody'ego (3) Teoria wirusa zaproponowana przez Angelę i współpracowników, Ormea i współpracowników, Thyresson i Moberger (4) Teoria nerwowa lub neurologiczna Ormea, Porzio i Thies i która jest powszechnie akceptowana (5) Syphilitic (6) Psoriasitic (7) Mycotic (8) Allergic (9) Toxic (10) Toxic (10) Teoria wirusa zaproponowana przez Angelę i współpracowników, Ormea i Thies i która jest powszechnie akceptowana (5) Syphilitic (6) Psoriasitic (7) Mycotic (8) Allergic (9).

Według Shafer92 dokładna etiologia nie jest znana, ale wspomniał on, że liszaj płaski jest rzadko spotykany u osób beztroskich, nerwowa osoba naciągnięta jest prawie zawsze tą, w której stan się rozwija.

Shklar94 popierający Shafera stwierdził w swojej ocenie 600 pacjentów, że odsetek osób akademickich i intelektualnie zorientowanych był znacznie większy niż innych. Dowiedział się, że porost płaski jest również związany z dostosowaniem do nowego środowiska, problemów małżeńskich i seksualnych, a w chorobach osłabiających łuszczycę, złośliwość, cukrzycę i nadciśnienie tętnicze. On również recytuje, że liszaj płaski jest powszechnie postrzegane w normalnych lub neurotycznych osób, gdzie jak nie jest obecny w psychotycznych pacjentów sugerując, że jest to typ psychosomatyczny zaburzenia.

Zdolność niektórych leków do wytwarzania liszaja płaskiego lub zmian porostowatych jest trudniejsza do wyjaśnienia. Może się zdarzyć, że środki farmakologiczne mogą działać na tej samej drodze, stymulowanej przez czynniki emocjonalne lub stres psychologiczny. Cooke16 i Shklar90 wymieniły możliwe leki odpowiedzialne za porosty płaskie lub zmiany porostowe, takie jak arsen, bizmuth petrocykliny, streptomycyna, tolbutamid, PAS, arabina i złoto.

Andreason6 stwierdził, że wpływ warunków stomatologicznych na zmiany w jamie ustnej porostu płaskiego wydaje się być minimalny. Tylko nasilenie powstawania owrzodzeń wydaje się odnosić do środków drażniących zęby.

Cooke17 zgłosił ustne porosty płaskie na osiem wzorów (1) Liniowe (2) Dyskretne grudki (3) Papularne Confluent (4) Reticular (5) Annular (6) Pigmented (7) Pęcherzykowe lub pęcherzykowe (8) Postaćtroficzna lub erozyjna.

Andreason6 opisał 6 typów zmian morfologicznych jako

(1) Reticular (2) Papular (3) Plane type (4) Atrophic (5) Ulcerative or erosive lesions (6) Bullous lesions.

Cooke17 przebadał 50 przypadków i odkrył, że policzek występował w 47 przypadkach, język w 18 przypadkach, dziąsła w 8 przypadkach i podniebienie w 6, podniebienie miękkie w 4, a podłoga w 2 przypadkach. Serie Shklar i McCarthy'ego wykazały, że u 80 % z 100 badanych pacjentów zmiany na policzku, u 65% na języku 20% na wargach i mniej niż 10% na dziąsłach, podłodze jamy ustnej i podniebieniu.

W obserwacjach poczynionych przez Andreasona6 w jego obszernej ocenie 115 przypadków, z wyjątkiem jednej błony śluzowej policzkowej, zawsze był zaangażowany. Zmiany zaczynają się od tylnych ciał błony śluzowej policzków i rozciągają się do przodu i generalnie wykazują symetryczny rozkład.

McCarthy i A159 badali 213 pacjentów klinicznie i mikroskopowo. Było 106 pacjentów z postacią erozyjną, 90 z postacią siatkową i 17 z postacią płytki nazębnej.

Typowe zmiany skórne pojawiają się jak zwykle dwustronnie, lekko uniesione, dyfuzyjnie zarysowane, niebiesko-białe obszary. Podejście do źle zdefiniowanego niebiesko-białego, niebiesko-białego wzoru liniowego, który zanika na komisję ustną. Niewielkie wzniesienia mogą występować w miejscach przecięcia się zmian liniowych.

Shafer92 określa tę podwyższoną kropkę lub obszar jako "Striae of Wlcham". Szarawobiałe linie i kropki przedstawiające układ grudek zostały opisane przez Wickhama jako znak patognomoniczny w 1895 roku.

Burket13 stwierdza, że nie ma wykrywalnej zmiany elastyczności i elastyczności tkanek na języku, zmiany są bardziej spłaszczone i nie błyszczą. Zazwyczaj w przypadkach erozji nie spodziewamy się silnego bólu.

Lichen planus jest chorobą wieku dorosłego, ale czasami dzieci są dotknięte tą chorobą. Jest to często obserwowane w trzeciej i czwartej dekadzie, a według Cooke17 w piątej i szóstej dekadzie. Pusey cytowany przez Burketa13 zaobserwował zmiany chorobowe u pacjenta, który ma 50 lat oraz 6-miesięczne niemowlę.

W 1961 r. Shklar94 i McCarthy zbadali 100 przypadków doustnego L.P. i uznali, że przyczyną jest głównie uraz emocjonalny. Andreason6 w 1968 r. ocenił 115 przypadków i zasugerował uraz mechaniczny i elektrochemiczny oraz stres psychiczny jako przyczynę L.P. Koresic48 i Banoczy w 1973 r. uznał stres psychiczny za ważny czynnik etiologiczny w L.P.

Lichen Planus jest bez dramatycznej płci przewidywania w jego występowania, chociaż kobiety są dotknięte nieco bardziej niż mężczyźni. Według Burket grup rasowych, które charakteryzują się silną reakcją emocjonalną, są predysponowane do Lichen Planus. Jest to niezwykle rzadkie w czarnuchu. Zaobserwowano, że występuje u kilku członków rodziny.

Andreason6 w swoim obszernym artykule przeglądał wcześniejsze dochodzenia i wykreślił je w formie tabelarycznej jako

Nie.	Autor	Rok	Zmiany w jamie ustnej Liczba przypadków	Płeć M/F	Przypadki z typem erozyjnym
1	Kuchnia	1954	50	22 33	14(28 %)
2	Simpson	1957	65	21 44	-
3	Pracownicy Dechanc & Co.	1957	50	25 25	-
4	Pracownicy Warrin & Co	1958	45	15 30	30(66 %)
5	Shklar & McCarthy.	1961	100	56 44	-
6	Herrman	1963	60	16 44	-
7	Andreason	1967	115	43 72	23(20 %)

Licheń Planus z pigmentacją jest rzadki. Musti et a163 znalazł 11% pacjentów w Ernakulam, Kerala, Indie, miał ustne liszaj płaski z pigmentacją, gdzie ludzie byli ciemni. Swan zgłaszał dwa przypadki, w których obserwowano zmiany paznokci jako jazdę podłużną i wzrost płytek paznokciowych. W swojej recenzji znalazł 1% do 10% takich przypadków w literaturze.

Altman3 i Perry w serii mieli lęk jako część ich konstytucji z wyborem można teraz stwierdzić, że porost płaski jest chorobą wieloczynnikową z czynnikami emocjonalnymi w jednostce, która jest już predysponowana do jej rozwoju.

Koveai G48 i Banoczy et al w 1973 r. uznali stres psychiczny za ważny czynnik etiologiczny w porostach płaskich. W większości swoich pacjentów wskazywał również na cechy emocjonalnej niestabilności związane z paleniem papierosów.

Tompkins stwierdził, że 50% jego pacjentów miało znaczny stres na początku porostu płaskiego.

Kochany A F18, Grabb H S M badał porost płaski w 1954 roku i doszedł do wniosku, że różne czynniki, takie jak niepokój, wstrząs emocjonalny, bakteryjna i ogólna toksyczność mogą przyczynić się do powstania porostu płaskiego.

Whitlock I A109 stwierdza, że czynniki emocjonalne mogą powodować zmiany peryferyjne. Skóra staje się predysponowana do urazów lub istniejące zmiany skórne ulegają pogorszeniu.

Reakcje psychologiczne stanowią próbę dostosowania się do stresu. Objaw psychosomatyczny reprezentuje więc stres emocjonalny.

Według Puchalskiego72 i Sdendaka, który korzystał z testów Eysencka i Cattella Psyshological, pacjent miał autoagresyjne poczucie winy, podejrzliwość i tendencję do reagowania na lęk neurotyczny. Niektórzy autorzy zasugerowali leki psychiatryczne lub psychoterapię jako możliwe wsparcie leczenia doustnego Lichen-Planus.

Puchalshi72 w 1981 roku, uważał stres psychologiczny za przyczynę Lichen Planus.

Simpson H E97 zaobserwował, że częstość występowania zmian w błonie śluzowej jamy ustnej była dwa razy większa niż u kobiet w porównaniu z mężczyznami. To ogólny paradygmat reakcji na stres.

----- Ogólny - Reakcja adaptacyjna

Stressor ---- Stres ----- ----- Adaptacja....
-

----- Zespół - Niedostosowana reakcja

----- Choroby fizyczne/uszkodzenie ciała

Triady patogeniczne ------ ----- Zdarzenia powodujące nadmierną stratę

----- Wydarzenia, które zakłócają spokój społeczny jednostek.

oparcie

Tak więc możliwe do zidentyfikowania zdarzenia życiowe w predysponowanej osobie mogą zakłócić jej wsparcie społeczne i działać jako czynnik przyspieszający lub utrwalający.

Histopatologia

Ze względu na łatwość wykonania biopsji, Dubreuith w 1906 roku zasugerował to jako pomoc diagnostyczną. Główne zmiany opisano jako infiltrację komórkową do tkanki łącznej składającej się z limfocytów i rzadko leukocytów polimorfonuklearnych oraz komórek osocza. Nabłonek wykazuje hiperplazję i obrzęk.

W 1954 r. Darlin18 i Crabb stwierdzili, że najwcześniejsze zmiany wystąpiły w koronie o zwiększonej naczyniotwórczości okolicy brodawkowatej i podbrodawkowatej, po czym nastąpiła gęsta infiltracja komórkowa. Inne zaobserwowane zmiany to akantoza, hiperkeratoza i pojawienie się ząbków.

Shklar94 i McCarthy w 1961 r. podkreślili, że kryteria histologiczne dla liszaja płaskiego są triadą cech przedstawiających (a) parakeratozę/hiperparakeratozę (b) hydropatyczną degenerację kiełkowania warstwy (c) przewlekły naciek zapalny w postaci szerokiej ręki przylegającej do nabłonka.

Pozostałe cechy to niewielka akantoza, obecność histiocytów i nacieków komórek osoczowych, zwiększona warstwa ziarnista i rozszerzone naczynia włoskowate w głębszych porcjach lamina propria.

W 1976 roku Barnett9 stwierdził ponadto, że najwcześniejszymi cechami porostów płaskich są zmiany w nabłonku podstawnym i zbliżone do niego, które mogą wystąpić w przypadku braku widocznych zmian w lamina propria.

W 1978 r. współpracujący z W.H.0 ośrodek ds. zmian przednowotworowych w jamie ustnej, opisując cechy histologiczne porostów płaskich, wspomniał, że ciała Civatte (Colloid) mogą być obecne w obszarze podstawowej warstwy komórkowej leżącej albo w nabłonku, albo w powierzchniowej części tkanki łącznej.

Są to zaokrąglone lub złupane struktury acydofilne, które czasami zawierają jądra piknotyczne lub fragmenty jądra. Zmiany w warstwie podstawnokomórkowej często obejmują "zwyrodnienie skraplania" i może występować wąskie pasmo materiału eozynofilowego w pozycji membrany podstawnej.

NAWRACAJĄCE AFTYJSKIE ZAPALENIE JAMY USTNEJ

Powtarzające się aftyjskie zapalenie jamy ustnej jest najczęstszą chorobą zapalną dotyczącą błony śluzowej jamy ustnej. Stan ten charakteryzuje się bolesnymi, nawracającymi, pojedynczymi lub mnogimi martwiczymi owrzodzeniami, a przebieg jest zasadniczo niezmieniony przez nowoczesną terapię medyczną i stomatologiczną.

Przegląd literatur ujawnia liczne teorie przyczyny i czynników predysponujących, ale w ostatnich latach coraz większa uwaga skupia się na odpowiedzi gospodarza i możliwości, że destrukcyjne aspekty normalnego mechanizmu obrony immunologicznej gospodarza mogą działać jako główna przyczyna zniszczenia w patogenezie Recurrent Aphthous Stomatitis.

Pierwszy ważny opis kliniczny przewlekłej postaci nawracającej choroby pojawił się w 1988 r. z Von Mikulicza i Kummel 95 oraz Sibley w 1899 r. i dostarczył opisu w ostatnich 50 latach, z których każdy poświęcony był głównie opisowi kilku przypadków, istnienie synonimów choroby podkreśla nasz brak wiedzy na temat natury i odmian tej choroby.

Statek i wsp. (1960)[93] w sondażu przeprowadzonym wśród uczniów szkoły zawodowej wykazał, że 52,4% uczniów i 57,2% kobiet miało w przeszłości powtarzające się owrzodzenia mszyc. Różnica płci była znacząca. Kobiety są na ogół bardziej podatne niż mężczyźni, stosunek liczby kobiet do liczby mężczyzn 2:1.

Pierwszy opis w języku angielskim Sibleys dotyczył trzech kobiet, a związek zaburzeń ze stresem finansowym w każdym przypadku podyktowany był tytułem wrzodów błony śluzowej neurotycznej oris.

Torturowany szlak śledztwa w sprawie etiologii nawracających owrzodzeń mszycowych doprowadził od enterologa pokarmowego do alergologa i chirurga szczękowego do dermatologa i psychiatry.

Przegląd literatury ujawnia liczne teorie przyczyny, mogą istnieć egzogenne mikroorganizmy, takie jak wirusy i bakterie, lub endogenne czynniki strącające, takie jak fizjologiczny stres psychologiczny, zmiany hormonalne, niedobory żywieniowe i choroby systemowe, alergiczne, autoimmunologiczne i urazowe.

Według Sircus et al98 (1957) pierwsze użycie terminu "aphthae inrelation to the disorders of the mouth is credited to Hippocrates (460 - 370 BC) though it is likely that he used the term in describing the lesion of thrush.

Odnotowano związek między nawracającymi owrzodzeniami mszycowymi w jamie ustnej a innymi chorobami, zwłaszcza żołądkowo-jelitowymi. Związek z wrzodziejącym zapaleniem okrężnicy został wybrany przez niektórych autorów (Jensen 1944, Brooke 1953, Todd 1954) z zapaleniem jelita krętego Bechgoarda (1940) i idiopatyczną steatorrheą Cooke'a (1953).

Rybakov et al [81] (1974), twierdzą, że tło przewlekłego nawracającego martwego zapalenia jamy ustnej obejmuje zmiany w reaktywności organizmu, a ich stopień jest ściśle związany z naturą klinicznej odmiany choroby. Zmiany żołądkowo-jelitowe często występujące u pacjentów z mdłym zapaleniem jamy ustnej powinny być wyraźnie zrozumiałe przez czynnik osłabiający mechanizm ochronny i zmieniający reaktywność całego organizmu.

Chellemi et al15 zademostrowali się osobiście z potwierdzonymi zmianami mszalnymi, w wysokim stopniu, w jakim jest obecny zakaz palenia. Bookman i Dossey zgłaszali przypadki, w których u pacjentów rozwinęło się mficzne zapalenie jamy ustnej po zaprzestaniu nałogu palenia.

Gordon & Gordon 33 (1974) zgłosił przypadek wcześniej zdrowej 22-letniej kobiety, u której wkrótce po założeniu wewnątrzmacicznego urządzenia antykoncepcyjnego wystąpiło nawracające mszalne zapalenie jamy ustnej. Kiedy usunięto wkładkę, zapalenie jamy ustnej zniknęło. Miesiące później kobiety zaczęły nosić soczewki kontaktowe i powróciło mfijne zapalenie jamy ustnej. Usunięcie soczewek było skorelowane z ulgą w aftyjskim zapaleniu jamy ustnej.

Segal et al [91] 1974 donosili o związku między cyklem menstruacyjnym a początkiem epizodów nawracających opryszczki wargowej i nawracających owrzodzeń mszycowych wskazujących na etiologiczną rolę estrogenów i progesteronów.

Według Burketa [13] związek RAS z czynnikami psychologicznymi i społecznymi został dokładnie zbadany. Znaleziono poważny związek pomiędzy grupami społeczno-ekonomicznymi a RAS. Pacjenci z wyższym statusem społecznym charakteryzowali się znacznie wyższą częstością występowania RAS.

Pedersen A. [69] 1989, przeprowadził badanie w celu sprawdzenia hipotezy, że stres psychologiczny jest czynnikiem prowokującym w atakach powtarzającego się pokolenia aftyków. Początek choroby jako poważny stres środowiskowy i/lub emocjonalny został wsparty, aby bezpośrednio poprzedzić pierwszy atak RAU.

Lehner [57] zasugerował możliwe, że reakcja nadwrażliwości jest mechanizmem przyczynowym w MROA poprzez stwierdzenie, że pacjenci z tą chorobą posiadają przeciwciała przeciwbakteryjne, które wspierają raczej mechanizm nadwrażliwości komórkowej niż humoralnej.

Lehner [57] zastosował termin nawracające owrzodzenie jamy ustnej do trzech odmian nawracających owrzodzeń jamy ustnej.

Termin łączny stosowany w odniesieniu do którejkolwiek z trzech odmian RAU

a) Minor Aphthous Ulcer (Mikulicz i Kummel 1898)

b) Major Aphthous Ulcer (Sutton 1911)

c) Wrzody w kształcie dywanu (Cooke 1960, Lehner 1968)

a) Mała afrykańska choroba wrzodowa

Małe nawracające umiarkowanie bolesne owrzodzenia, które wpływają na nierozgniataną część błony śluzowej jamy ustnej i trwają 4-14 dni.

b) Major Aphthous Ulcer.

1-10 bardzo bolesnych owrzodzeń, które oddziałują na nierogie części błony śluzowej jamy ustnej, a także na płoty i podniebienie miękkie, utrzymują się do 6 tygodni i pozostawiają bliznę na gojeniu.

c) Wrzody w kształcie dywanu (Herpetiform Ulcers)

Powtarzające się uprawy do 100 małych i bolesnych owrzodzeń, które mogą obejmować dowolną część błony śluzowej jamy ustnej.

Przydatna klasyfikacja RAS w klasyfikacji dokonanej na podstawie wielkości owrzodzenia zasugerowanej przez De Meyer et al (1977) minor ulcer < 1 cm, Major ulcer 71 cm.

Harold R Stanley [37] (1972) opisał następujące etapy owrzodzenia.

1) Etap przedmonetarny: (do 24 godzin)

Epizod rozpoczyna się albo premonitory tinfling napięcie, hyperesthesia, uczucie pieczenia lub bólu przez okres do 24 godzin w miejscu, gdzie zmiany chorobowe będą się rozwijać. Żadne zmiany kliniczne nie muszą być widoczne.

2) Etap przedoperacyjny (18 godzin do 3 dni)

Niewielki, zlokalizowany obszar rumienia, albo makuła, albo lekko uniesiona papuła, pojawia się i może stać się lekko niezrównoważony. Zmiana stopniowo rozwija powierzchowną błonę lub powłokę z rumieniem, przekształcając się w mroczną czerwoną aureolę zapalną. Ostateczny kształt zmiany określany jest przez jej miejsce, te na błonie śluzowej wargi lub policzka są zaokrąglone lub lekko wydłużone, podczas gdy te w przedsionku lub na podłodze jamy ustnej mogą być wyraźnie wydłużone lub liniowe. Ból jest wyraźnym objawem.

3) Etap zwyrodnieniowy (od 1 do 10 dni)

Centralna błona powierzchniowa ulega bielącej martwicy i przypomina zawał minutowy. Kiedy ten blanszowany obszar lub błoniaste osady pozostawia się płytki, dobrze zdefiniowany wrzód. Wrzód jest początkowo niewielki, płytki i jednakowo bolesny, ale może się powiększać przez 4 do 8 dni, aż osiągnie swój maksymalny rozmiar. Po 2-3 dniach następuje nagłe przejście od bólu do jedynego dyskomfortu.

4) Etap leczenia: (4 do 35 dni)

Po okresie od 4 do 35 dni, zazwyczaj mniej niż 21 dni, wrzód goi się bez klinicznie obserwowalnego powstania blizn, podczas gdy pojedynczy wrzód urazowy goi się całkowicie w ciągu 3 do 4 dni, wrzody mszycowe trwają dwa lub więcej razy dłużej.

Cechy patologiczne :

1) Stadium przedpołudniowe:

Pod nabłonkiem znajduje się filtrat mononuklearny.

2) Etap przedoperacyjny: (18 do 72 godzin)

Blanczowanie powierzchniowej błony z naciekiem naciekowym nabłonka, obrzęk i zwyrodnienie upłynnienia głębszych komórek nabłonka.

3) Etap wrzodowy :

Slough blanched membrany z fibropurcalent clot wymiany, neutrofilów są stopniowo zastępowane przez easinophils, a następnie komórek osocza.

4) Etap leczenia :

Tkanka ziarnista staje się zorganizowana i może prowadzić do powstania minimalnych blizn. Nabłonek obejmuje defekt błony śluzowej.

AIMS
I
OBIEKTYWY

Ludzi, gdy poddany stres reaguje inaczej i nie jest zaskakujące, aby pamiętać, że wielu z nas padnie ofiarą tzw. napięcia uwalniając nawyki, alternatywnie stres może nadużywać tkanek ludzkich. Jama ustna z nieodłączną tendencją do drobnych urazów jest początkiem takiego stresu związanego z nadużywaniem w postaci Lichen Planus i nawracającego aftyjskiego zapalenia pomidorów. Ale stres jest dziś wymierny i mierzalny poprzez krew, mocz, ślinę i rozbudowaną psychoanalizę, a tym samym może być dobrą pomocą w trafnej diagnostyce. Z tego punktu widzenia niniejsze opracowanie zostało zainicjowane z następującymi celami.

1) W celu dokonania oceny skuteczności Hamilton's Anxiety Score in quantifying stress in Lichen Planus and Recurrent Aphthous Stomatitis.

2) Ocena poziomu 17-ketosteroidów w moczu u pacjentów z Licheniem Planusem i nawracającym aftyjskim zapaleniem pomidorów.

3) Ocena poziomu 17-Ketosteroidu w ślinie u pacjentów z Licheniem Planusem i powracającym aftyjskim zapaleniem pomidorów.

4) Korelacja poziomów 17-Ketosteroidów śliny i moczu oraz Hamilton's Anxiety Score in Lichen Planus and Recurrent Aphthous Stomatitis.

5) W celu skorelowania wykonalności Hamilton's Anxiety Score and Urinary and Salivary values of 17-Ketosteroid as a useful indicator in treatment planning.

6) Znalezienie rozkładu wiekowego Lichen Planus i Recurrent Aphthous Stomatitis oraz korelacja z 17-Ketosteroids levels i Hamilton's Anxiety Score.

7) Znalezienie rozkładu płci liszaja płaskiego i nawracającego martwego zapalenia jamy ustnej oraz korelacja z 17-ketosteroidowymi poziomami oraz Hamilton's Anxiety Scoring.

MATERIAŁY
I
METODY

Próba tego badania składała się z 60 pacjentów, którzy uczęszczali do kliniki ambulatoryjnej w G.D.C. & Hospital, Bombaj. Spośród tych pacjentów 28 cierpiało na ORAL LICHEN PLANUS, 22 cierpiało na RECURRENT APHTHOUS STOMATITIS, a 10 nie miało powyższych zmian. Tych 10 pacjentów przyjęto jako normalnych pacjentów do tego badania.

Pacjenci zostali wybrani bez uwzględnienia wieku, rasy, religii i statusu społeczno-ekonomicznego. Uwzględniono tylko te przypadki, które nie podawały historii dotychczasowego leczenia L.P. & R.A.S. i które nie podawały historii problemów systemowych ani historii jakichkolwiek infekcji, np. ciśnienia tętniczego, nieprawidłowości C.V.S., astmy oskrzelowej, padaczki, cukrzycy, alergii na leki itp.

Pacjentami byli pacjenci z L.P. lub R.A.S., u których rozpoznanie kliniczne postawiono na Oddziale Medycyny Ustnej, Diagnostyki i Radiologii, G.D.C. & Hospital, Bombaj.

OCENA KLINICZNA PACJENTA :

Podczas pierwszej wizyty na oddziale pacjenta zanotowano szczegółowy wywiad.

METODA OCENY SPRAWY :

Ustalenia każdego z pacjentów były rejestrowane na podstawie proformy klinicznej.

Senior .No.	OPD Nr.	Randkę:
Nazwisko:	Wiek:	Seks:
Religia:	Zawód	Stan wojenny:
Adres (lokalny):		Birth Place:

Pacjenci byli przesłuchiwani w sprawie

1) Obecność białych zmian, czerwonych i wrzodów w dowolnym miejscu jamy ustnej.
2) Uczucie pieczenia w jamie ustnej.
   a) podczas jedzenia i picia.
   b) czy to w sposób ciągły, powtarzalny czy przerywany i powtarzalny.
   c) czy to wzmocnione przez ostre lub gorące jedzenie.
3) Historia obecnej choroby:
   Początek, czas trwania, postęp zmiany ustnej
4) Czy zmiany chorobowe były obecne w jakiejkolwiek innej części ciała
5) Wszelkie związane z tym skargi
6) Czy jakiekolwiek leczenie zostało podjęte przed przyjazdem do tego szpitala.

HISTORIA CHOROBY :

1) Jakakolwiek poważna choroba w przeszłości.

2) H/o wstęp do szpitala

3) H/o zaburzenia systemowe

Cukrzyca Mellitus, nadciśnienie tętnicze, gruźlica, żółtaczka, reumatoidalne zapalenie stawów, astma, objawy alergiczne, anemia

4) H/O nadmierne krwawienie po urazach

5) Wywołano ekspozycję H/O, napięcie nerwowe, insomię lub inne zaburzenia psychiczne.

AKTUALNA HISTORIA MEDYCZNA :

Pacjenci byli oceniani pod kątem wszelkich obecnych chorób ogólnoustrojowych i kierowani do OPD w celu wykluczenia wszelkich ukrytych infekcji, we wszystkich przypadkach wykonywano badania przesiewowe klatki piersiowej.

HISTORIA RODZINY :

Pacjenci zostali zapytani, czy u któregokolwiek z pozostałych członków rodziny występował w przeszłości liszaj płaski i nawracające aftyjskie zapalenie błony śluzowej jamy ustnej.

HISTORIA STOMATOLOGII W PRZESZŁOŚCI :

Czy pacjenci przeszli jakiekolwiek drobne zabiegi chirurgiczne, takie jak ekstrakcja, biopsja, operacja dziąseł itp.

OSOBISTEJ HISTORII:

Przyzwyczajenia:

1) Palenie tytoniu - Beedi, papieros, chirut

2) Tytoń do żucia, Betel Nut, Betel Leaf

3) Alkohol, alkohol, alkohol etylowy

4) Metoda higieny jamy ustnej Konserwacja

Historia lęku: przez administrację Hamiltons Skala lęku (Kwestionariusz) Wynik

PRZYKŁAD:

1) Badanie pozajęzykowe

Przeprowadzono badania na wytrzeszcz, zapalenie węzłów chłonnych i inne oczywiste nieprawidłowości w obrębie twarzy i ciała.

Przeprowadzono systemowe poszukiwania w celu zlokalizowania obecności zmian skórnych w Licheniu płaskim.

2) Badanie wewnętrzne ustne

Przeprowadzono staranne i dokładne badanie kliniczne jamy ustnej. Zbadano następujące kwestie:

a) Zanotowano dziąsło i przyzębie.

b) Stan higieny jamy ustnej: zły/sprawiedliwy/dobry

c) Stan zębów: Liczba zębów zbutwiałych, brakujące zęby, ostre guziki i zachowane korzenie zębów

d) Stan błony śluzowej jamy ustnej

i) Górna i dolna warga

ii) Komisja prawa i lewa.

iii) Prawa i lewa błona śluzowa policzkowa

iv) Prawe i lewe obszary retoromolarne

v) Śluzówka pęcherzykowa

vi) Dziąsło

vii) Fauces

viii) Rt. & Lt. Vestibule

ix) Język został sprawdzony pod kątem

a) kolor (dowolny obszar pigmentowany)

b) Obecność ustnej zmiany skórnej Lichen Planus w postaci liszaja

Tzn. wypromieniowywanie białych/niebieskich linii (rozstępy wiklinowe) w formie liniowej lub siatkowatej lub obszarów erozyjnych lub zmian o podobnym kształcie płytki nazębnej.

c) miejsce i zasięg zmiany chorobowej.

d) wszelkie inne powiązane zmiany chorobowe.

e) Obecność jednego lub wielu owrzodzeń jako nawracające martwe zapalenie jamy ustnej, które mają kształt owalny z żółtawym rumieniowatym brzegiem bez znaczników tkankowych, z zapalnym otoczeniem.

Wstępna diagnoza ustnego liszaja płaskiego i nawracającego aftyjskiego zapalenia jamy ustnej została postawiona, jeżeli wygląd kliniczny błony śluzowej jamy ustnej potwierdził już ustalone kryteria choroby, czemu towarzyszyło uczucie pieczenia.

Pacjenci z Lichenem Planus zostali poddani biopsji i badaniu histopatologicznemu w celu potwierdzenia rozpoznania.

Powtarzające się aftyjskie zapalenie jamy ustnej rozpoznano klinicznie na podstawie następujących kryteriów:

a) Historia nawrotów

b) Wrzody płaskie bez etykiet (H/o obecność papulek przed owrzodzeniem)

c) Zaangażowanie ruchomej i stosunkowo mniej karatynizowanej błony śluzowej 54

d) W celu odróżnienia Recurrent Aphthous Stomatitis od Recurrent Herpes Labialis wykorzystano brak etykiet tkanek i zapalenia dziąseł.

POBIERANIE PRÓBEK:

URINE: Do oszacowania 17-ketosteroidu wymagana jest 24-godzinna próbka moczu.

Instrukcje dotyczące pobierania próbek moczu

1) Mocz był zbierany przez 24 godziny od 7 rano do 7 rano następnego dnia.

2) W dniu zbiórki mocz, który został po raz pierwszy unieważniony, został wyrzucony. Mocz następnie dalej (powiedzmy 7.00 rano do 7.00 rano następnego dnia (24 godziny) został pobrany do badań.

3) Całkowita objętość moczu zebrana w ciągu 24 godzin została wymieszana i zmierzona w butelkach zbiorczych.

   Objętość moczu została odnotowana w formie wraz z innymi wyszczególnionymi szczegółami.

4) Butelka zawierająca 24-godzinne próbki została odpowiednio oznakowana.

5) Do oceny pobrano 100 ml jednolicie wymieszanego moczu.

SALIVA: Kolekcja śliny

Cała ślina została pobrana i zmierzona techniką objętościową.

Pacjent został poproszony o przepłukanie i płukanie czystą wodą przed podaniem próbki śliny.

Następnie dostarczono mu butelkę o pojemności 30 ml i poproszono o plucie co 5 minut do butelki, 25 ml śliny było potrzebne do oszacowania, 0,2% HCL dodaje się jako konserwant do śliny przed pobraniem próbki do oszacowania.

Oszacowanie moczu i śliny 17-Ketosteroidu wykonano metodą Varleya.

TECHNIQUE :

24-godzinna próbka moczu została rozcieńczona 2 litrami wody destylowanej i 30-minutową próbką śliny pobraną bezpośrednio do oceny.

Nieznany	Standard	Puste
1) 10 ml rozcieńczonego moczu + 2 ml conc HCL zmieszanego przez konfigurację i umieszczonego we wrzącej łaźni wodnej na 15min.		
2) Schłodzić, dodać 10 ml dichlorku etylenu lub tetrachlorku węgla, mieszać przez 15 minut.		
3) Usunąć warstwę wodną przez odsysanie i przemyć kolejno 2,5 ml wody destylowanej (2,5 ml 2,5N NaOH (5 g NaOH w 50 ml wody destylowanej), przefiltrować, ekstrahować dichlorkiem etylenu.		
4) Przenieść 6 ml ekstraktu dichlorku etylenu do świeżej probówki i odparować do		

sucha we wrzącej łaźni wodnej. Suche w eksykatorze.		
5. Dodaj 0,2 ml etanolu i zmieszaj.	0,2ml standard + 0,2ml mieszanka etanolu (100mg/5m)	0,2 ml etanolu + 0,3 ml mieszanki etanolu

Przygotować mieszaninę o równej objętości m-dinitrobenzenu i równej objętości tetra-metylowego wodorotlenku amonu i dodać do powyższego w następujący sposób.

6) dodać do roztworu w 5 0,4 ml powyższej mieszaniny.	Dodać do roztworu powyższej mieszaniny następującej treści	Dodać do roztworu 5 0,4 ml powyższej mieszaniny.

Trzymać trzy probówki w ciemności przez 1 godzinę w temperaturze 25 stopni Celsjusza.

7. Dodać 2 ml 30% wodnego alkoholu etylowego + 5 ml eteru, wstrząsnąć korkiem przez 15 sekund.	Dodać 2 ml etnolu wodnego + 5 ml korka eterycznego, wstrząsać przez 15 sek.	Dodać 2 ml aganolu, 5 ml eterycznego korka, przez 15 minut.
8) Dekantować warstwę eteru do Curette i odczytywać przy 515mu (filtr zielony).	Zdekantować dowolną warstwę na poduszkę i odczytać 515mu.	Warstwa eteru diakonta odczytana przy 515 mu

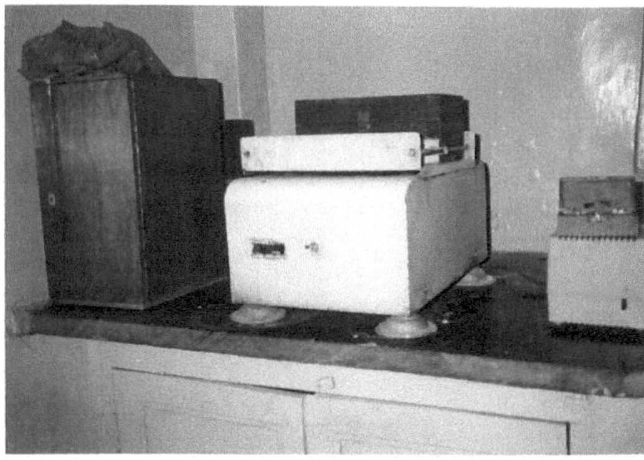

KAHN SHAKER

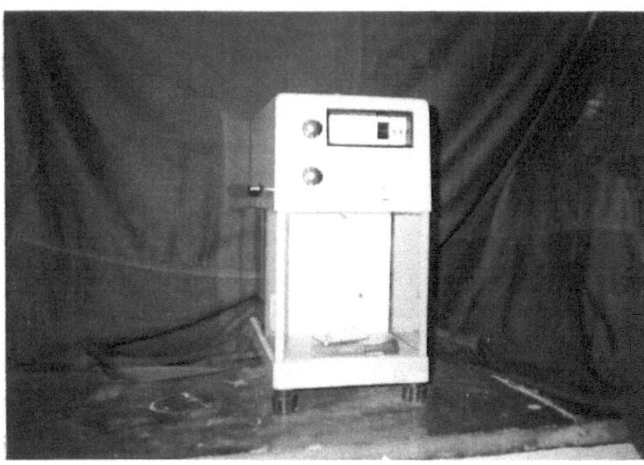

WEIGHING MACHINE

Obliczenia : Test i standardowy ekstrakt eteru są odczytywane w odniesieniu do mg 17-ketosteroidu/24 h obecnego w próbkach.

Czytanie nieznanych 0,05 2000 10
= ------x------------------------------- x x x x -------------x-----
Czytanie w sytuacji, gdy filtr standardowy znajduje się w stanie spoczynku 6

Czytanie nieznanego (O.D.)
Mg 17-ketosteroid /24h = -------------------------------------x 16.7

Odczyt normy (O.D.)

Normalny zakres głośności Kobieta 5-17 mg /24 godz. średnio 10 mg

Mężczyzna 9-24 mg/24hr avg 15 mg

Oszacowanie moczu 17-ketosteroidów :- Codzienne wydalane próbki moczu (24 godziny) składają się z 2 litrów z dodatkiem wody destylowanej.

Nieznana próbka jest badana wraz ze ślepą próbką o równej objętości wody destylowanej i próbą ślepą, dla której określono wzorce.

Wartości moczu i śliny 17-Ketosteroidów w przypadku wszystkich tak oznaczonych pacjentów zostały starannie wprowadzone do danych podstawowych.

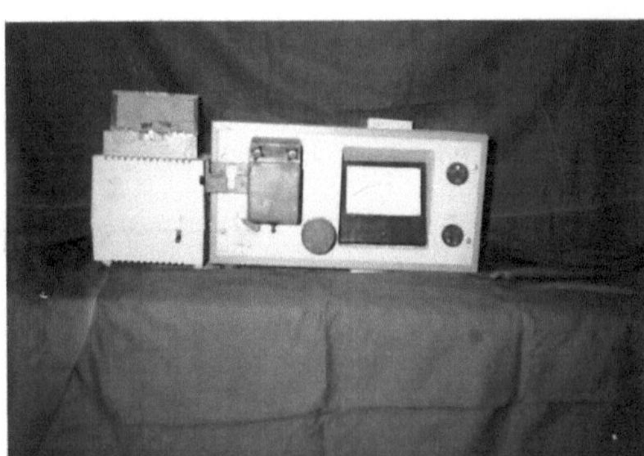

SPEKOL 10 COLORIMETER

WYKRES GĘSTOŚCI OPTYCZNEJ

O.D.-> Gęstość optyczna

% T -> Procentowa przepuszczalność

% T	O.D.	% T	O.D.	% T	O.D.
100	0.000	66	0.181	33	0.482
99	0.004	65	0.187	32	0.495
98	0.009	64	0.194	31	0.509
97	0.013	63	0.201	30	0.523
96	0.018	62	0.208	29	0.538
95	0.022	61	0.215	28	0.552
94	0.027	60	0.222	27	0.569
93	0.032	59	0.229	26	0.585
92	0.036	58	0.237	25	0.602
91	0.041	57	0.244	24	0.620
90	0.046	56	0.252	23	0.638
89	0.051	55	0.260	22	0.658
88	0.056	54	0.268	21	0.678
87	0.061	53	0.276	20	0.699
86	0.066	52	0.284	19	0.721
85	0.071	51	0.292	18	0.745
84	0.076	50	0.301	17	0.770
83	0.081	49	0.310	16	0.796
82	0.086	48	0.319	15	0.824
81	0.092	47	0.328	14	0.854
80	0.097	46	0.337	13	0.886

79	0.102	45	0.347	12	0.921
78	0.108	44	0.357	11	0.959
77	0.114	43	0.367	10	1.000
76	0.119	42	0.377	9	1.046
75	0.125	41	0.387	8	1.097
74	0.131	40	0.398	7	1.155
73	0.137	39	0.409	6	1.222
72	0.143	38	0.420	5	1.301
71	0.149	37	0.432	4	1.398
70	0.155	36	0.444	3	1.523
69	0.161	35	0.456	2	1.699
68	0.168	34	0.469	1	2.000
67	0.174			0	

Wszyscy pacjenci zostali poddani kwestionariuszowi HAS w celu oceny wyniku lęku, w zależności od poniższych wytycznych:

HAMILTONSKALA LĘKU

NAZWISKO PACJENTA :

AGE :

SEX :

ADDRESS :

DIAGNOSIS :

ROW	MARK po lewej stronie arkusza punktacji w rzędzie określonym znakiem w pozycjach odpowiedzi 0-4, kolumny 1-5. Przestrzeganie skali punktacji na szablonie nagłówka. 0 = NIE, 1 = ŁAGODNY, 2 = UMIARKOWANY, 3 = CIĘŻKI, 4 = CIĘŻKI	SCORE
1.	ANXIOUS MOOD : Martwienia, oczekiwanie na najgorsze, strachliwe oczekiwanie, rozdrażnienie.	
2.	TENSION : Uczucia napięcia, zmęczenia, zmęczenia, przestrachu, łatwej reakcji na łzy, drżenie, uczucie niepokoju, niezdolność do relaksu.	
3.	FEARS : Mrocznych, obcych, zostawionych w spokoju, zwierząt, ruchu ulicznego, tłumów.	

4. INSOMNIA :

Trudności w zasypianiu, połamany sen, niesatysfakcjonujący sen i zmęczenie na jawie, sny, koszmary, koszmary, koszmary nocne.

5. INTELEKTUALNE :

Trudności w koncentracji, słaba pamięć.

6. NASTRÓJ PRZYGNĘBIAJĄCY :

Utrata zainteresowania, brak przyjemności z hobby, depresja, wczesne przebudzenie, huśtawka dzienna.

7. SOMATYCZNY (MUSKULARNY) :

Bóle i bóle, drgawki, sztywność, szarpnięcia miokloniczne, zgrzytanie zębów, niepewny głos, wzmożone napięcie mięśni.

8. SOMATYCZNE (SENSORYCZNE) :

Szumy uszne, rozmycie widzenia, uderzenia gorąca i zimna, uczucie słabości, uczucie kłucia.

9. OBJAWY SERCOWO-NACZYNIOWE :

Tachykardia, Palpitacje, ból w klatce piersiowej, bicie naczyń, omdlenia, wzdychanie, duszność.

10. OBJAWY ODDECHOWE :

Ciśnienie lub zwężenie w klatce piersiowej, uczucie zadławienia, wzdychanie, duszność.

11. OBJAWY ŻOŁĄDKOWO-JELITOWE :

Trudności w połykaniu, wiatr, ból brzucha, pieczenie, pełnia brzucha, nudności, wymioty borborygmi, rozluźnienie jelita, utrata wagi, zaparcia.

12. OBJAWY MOCZOWO-PŁCIOWE :

Częstość drgawek, pilność drgawek, amenorrhea, menorrhagia, rozwój fregidity, przedwczesny wytrysk, utrata libido, impotencja.

13. AUTONOMIC:

Suchość w jamie ustnej, płukanie, bladość, tendencja do pocenia się, giddiness, napięcie, ból głowy, podnoszenie włosów.

14. ZACHOWANIE PODCZAS ROZMOWY KWALIFIKACYJNEJ :

Zapomnienie, niepokój lub stymulacja, drżenie rąk, bruzda na czole, napięta twarz, westchnienie lub szybkie oddychanie, pocenie się twarzy.

OGÓŁEM = 56

OGÓŁEM = Wartość normalna to 20 z 56.

Wartości powyżej 20 uznawano za wskaźnik stanu lęku, wymieniano je u każdego chorego i tabelaryzowano na karcie wzorcowej.

SZACOWANIE MOCZU I ŚLINY 17 - KETOSTEROIDÓW

I

HAMILTONOCENA LĘKU.

Wartości normalne 17-Ketosteroidów w:

Mocz:	Przeciętny mężczyzna: 15 mg / 24 godz. Kobieta : 10 mg / 24 godz.
Ślina:	Średni mężczyzna: 10 mg / 30 min. Kobieta : 9 mg / 30 deszczy

Hamilton's Anxiety Score:

Wynik normalny: 20 na 56.

WYNIKI
I
DYSKUSJA

Oczywiste jest, że w wielu przypadkach

Ciało posiada nieodłączną zdolność.

Aby skorygować nieuporządkowaną fizjologię.

I ugasić ogień, którego popiół jest w stanie ugasić.

Reprezentują je zmiany chorobowe.

William Boyd

Stres, opad współczesnej cywilizacji i szybki styl życia przejawiają się coraz bardziej z dnia na dzień. Człowiek podbił plagę, ospę i walczy z problemami genetycznymi i chorobami wrodzonymi. Ale na horyzoncie pojawiają się choroby związane ze stresem, takie jak Lichen Planus, MPDS, RAS, zespół palących się jamy ustnej itp.

Stres jest definiowany jako zdarzenie zakłócające równowagę, które tymczasowo zakłóca funkcje osób i inicjuje łańcuch adaptacyjnej lub niedostosowanej odpowiedzi przejawiającej się czasami jako zmiany chorobowe. Czynniki psychologiczne były często wymieniane jako przyczyny stresu, ale dotychczas opierały się na subiektywnych metodach oceny7.

Potwierdzone dowody braku regulacji osi HPA w powiązaniu ze stresem wzbudziły duże zainteresowanie obiektywną oceną stresu u osoby fizycznej. Dokonuje się tego poprzez oszacowanie 17-ketosteriod w moczu i ślinie. Wartości te zależą od zmienności osi HPA.

Obecne badania miały na celu ocenę poziomu 17-Ketosteroidów i ich zmienności zarówno w ślinie, jak i w moczu u pacjentów, u których występują zmiany oromukozalne związane ze stresem psychologicznym, takie jak Licheń Planus i nawracające aftyjskie zapalenie pomidorów.

Badanie to obejmowało 60 pacjentów i z nich, 28 cierpiało z powodu stresu indukowanego Oral Lichen Planus, 22 z Recurrent Aphthous Stomatitis i 10 były bez powyższych zmian tj. były to osoby normalne.

Wybór pacjentów ograniczał się do Lichen Planus i Recurrent Aphthous Stomatitis. Pacjenci byli dokładnie oceniani pod kątem warunków systemowych i wybierani byli tylko ci pacjenci, którzy nie mieli zaangażowania systemowego i powikłań.

Stanford Davidson85 i Smith [99] wykazały, że poziomy 17 ketosteriod w ślinie i moczu różnią się defektowo i komplikują warunki systemowe, dlatego też ograniczenia wprowadzono tylko w tych przypadkach, w których wystąpiły objawy kliniczne Lichen Planus i powracające aftyjskie zapalenie jamy ustnej bez podstawowych warunków systemowych.

Uzyskano szczegółowy wywiad wszystkich pacjentów objętych badaniem i poddano ich badaniom klinicznym, po których postawiono rozpoznanie kliniczne. Pacjenci z Lichenem Planus zostali poddani biopsji i badaniu histopatologicznemu w celu potwierdzenia rozpoznania.

Pacjenci z Recurrent Aphthous Stomatitis nie byli poddawani biopsji i badaniom histopatologicznym z powodu następujących czynników.

1) Zmiany będące drobnymi afthae, zagoją się w ciągu 7 do 10 dni. Biopsja opóźniłaby proces leczenia.

2) Ustalone kryteria kliniczne, takie jak udział ruchomej i mniej zrogowaciałej błony śluzowej, brak znaczników tkankowych, brak połączenia skórnego błony śluzowej, brak skupiska pęcherzyków, zostały wykorzystane do różnicowania nawracających owrzodzeń Recurrent Aphthous i innych, szczególnie Recurrent Herpes Labialis.

Wszyscy pacjenci objęci tym badaniem zostali poddani

1) Hamiltons Ocena lęku (kwestionariusz)

2) Oszacowanie moczopędne 17-Ketosteroidu

3) Oszacowanie wynagrodzenia 17-Ketosteroidu

HamiltonOcena lęku została przeprowadzona w celu oceny stanu lęku pacjentów objętych badaniem.

Kilka kwestionariuszy, takich jak Tailors A.S. [98] P.S.L.E [8, 63, 42] Hamiltons A. S. [34] itd. jest dostępnych do oceny stresu psychicznego.

Jednak dla niniejszego badania wybrano kwestionariusz oceny lęku Hamiltona, ponieważ tylko kwestionariusz oceny lęku Hamiltona został zaprojektowany w celu skorelowania stresu psychologicznego i jego wpływu na układ organizmu.

Również ocena lęku Hamiltona wskazuje, czy osoba jest psychicznie przygnębiona, czy też nie. To sprawia, że Hamilton's Anxiety score a complete stress evaluator.

Według Ross Vining et al. [108] nie występują duże różnice w poziomie hormonów śliny pobranych z poszczególnych gruczołów i całej śliny mieszanej. Dlatego też w tym badaniu do oceny poziomu 17-Ketosteroidu wykorzystano mieszaninę całej śliny.

Każdą próbkę śliny zmieszano z 0,2% HCl, używanym jako środek konserwujący. Jest to standardowa procedura, która była regularnie testowana i stosowana w takich badaniach.

Oznaczanie stężenia kortyzolu w ślinie pozwoliłoby na badanie pacjentów ambulatoryjnych w ich naturalnym otoczeniu i powinno znacznie pomóc w próbach zrozumienia i wyjaśnienia charakteru i znaczenia zależności między nastrojem a funkcją osi podwzgórze-przysadka-adrenal w chorobie afektywnej [41].

17-Ketosteroid : Sterydy produkowane przez korę nadnerczy są głównie wydzielane do krwi w dwóch postaciach, tj. sprzężone i niesprzężone. Forma sprzężona jest związana z białkami, a jej poziom zależy nie tylko od wpływu na nadnercze, ale również od wpływu różnych procesów metabolicznych na białka. Forma w stanie niesprzężonym jest bezpośrednio związana z korą nadnerczy i odzwierciedla skutki zmian biologicznych. Tak więc poziom wolnej formy sterydów jest prawdziwym wskaźnikiem kory nadnerczy i efektów systemu HPA [105, 41]

Sterydy moczanowe są głównie metabolitami pierwotnych hormonów wydalanych jako koniugaty. Zwykłą metodą jest wykorzystanie reakcji, które będą zamawiane dla wszystkich metabolitów danego sterydа. Tak więc jest to 24-godzinna próbka, która jest potrzebna do włączenia wszystkich metabolitów w celu oszacowania.

W obecnym badaniu wykorzystano również technikę wykorzystywaną do analizy metabolitów, w związku z czym wykorzystano próbkę 24-godzinną. Według Nelsona i wsp. normalny zakres u dorosłych mężczyzn wynosi od 8 do 20 ma/24 godzin, a u dorosłych kobiet od 6 do 18 mg/24 godzin.

Na wydzieliny steroidalne wpływają różne bodźce. Normalnie mechanizm kontrolny ma charakter zarówno neuronowy, jak i hormonalny, co widać w następującej kolejności. [45, 5]

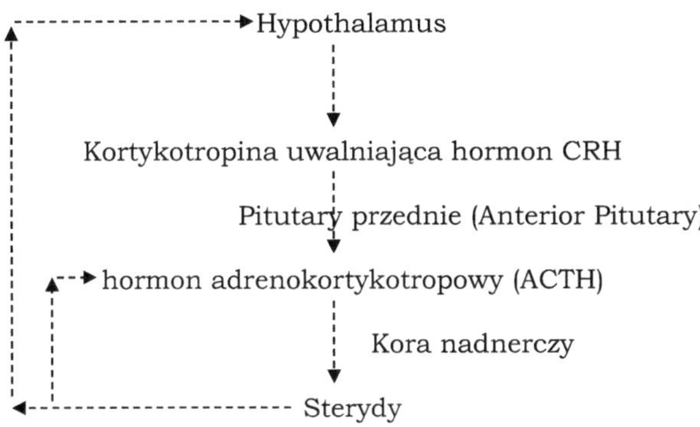

W obecności stresu podwzgórze utrzymuje się na wydzielaniu CRH, a poziom steroidów we krwi ma zmniejszone działanie hamujące na podwzgórze, co prowadzi do zwiększenia poziomu steroidów we krwi i zwiększonych wydzielin w moczu i ślinie.

Ślina nie jest zwykłym ultrafiltrem osocza, jest to złożony płyn utworzony przez aktywny proces energochłonny i pod wieloma względami niepodobny do ultrafiltru osocza. Hormony przedostają się do śliny przez pasywną dyfuzję wewnątrzkomórkową, ultrafiltrację lub wydzielanie adreno. Niezależnie od tego, w jaki sposób sterydy docierają do całej śliny, na poziom ten nie ma wpływu ani tempo przepływu śliny, ani metody pobudzania przepływu śliny.

Vinning108 i McGingly twierdzą, że ślina zawiera wolną, niezwiązaną formę sterydową, a tym samym jest prawdziwym odzwierciedleniem efektów w korze nadnerczy. Po drugie niekontrolowane sterydy szybko rozprzestrzeniają się do śliny i w ten sposób uniezależniają się od tempa przepływu śliny. Po trzecie, wykazały one podobną zależność między ślinianką i steroidami w surowicy, z dopasowanymi różnicami w różnych warunkach. Zmiany te zależą od wolnego kortyzolu, na który nie ma wpływu kortyzol wiążący globulinę i odzwierciedla prawdziwe skutki stanu chorobowego.

Vinning108 i McGinley w swoich badaniach różnych hormonów steroidalnych i niesterydowych stwierdzili, że 17-ketosteroid w ślinie jest prawdziwym monitorem glukortykosteroidów i różni się konsekwentnie z poziomami stwierdzonymi w osoczu normalnych i pacjentów z pokrewną chorobą. Stwierdzili, że całkowity poziom sterydów w ślinie wynosi około 2-5% poziomu w osoczu. Stwierdzają oni również, że nieinwazyjny i bezstresowy charakter pobierania śliny sprawia, że technika ta jest lepsza od szacowania ilości krwi lub moczu z jej względami etycznymi.

Laudat i wsp. [54] stwierdzają, że estymacja steroidalna śliny oferuje następujące korzyści w zakresie endogenicznego wiązania białek, unikanie fizjologicznych i farmakologicznych zmian CBG, brak zależności od temperatury i łatwość pobierania próbek, pozwalając na wielokrotne pobieranie próbek w domu, brak stresu w procedurze zbierania danych.

W niniejszym opracowaniu zebrano całą niestymulowaną ślinę według techniki Vinninga108 i McGinleya. Wykorzystano metodę Varleya, która naprawdę odzwierciedla skutki stresu poprzez oszacowanie niezwiązanych wolnych steroidów.

Próbki moczu i śliny oceniono metodą Varleya, która jest najbardziej wiarygodną i specyficzną metodą wykrywania 17-Ketosteroidu. Biochemiczna ocena 17-Ketosteroidu urologicznego i śliniankowego jest stosunkowo nieinwazyjna i może być użyta do łatwego zbadania wielu próbek.

Ustalenia z oszacowania biochemicznego i oceny biochemicznej oraz Hamilton's Ocena lęku zostały zebrane i zestawione w tabelach danych wzorcowych ze wszystkimi szczegółami badanych przedmiotów.

ESTYMACJA MOCZU I ŚLINY
17-KETOSTEROIDÓW I 17-KETOSTEROIDÓW. HAMILTONOCENA LĘKU.
U NORMALNYCH PACJENTÓW

PATIENT'S		AGE	SEX	HAMILTONOCENA LĘKU.	WARTOŚĆ W URINIE mg/24 godz.	WARTOŚĆ W SALIVA mg/30miny
NIE.	INITIALS					
1	BS	28	M	17	6	8
2	YV	23	F	20	4	6
3	DJ	39	F	12	7	9
4	DDK	29	M	10	5	6

5	AT	20	F	18	5	7
6	LPI	22	F	20	7	4
7	AK	26	M	16	8	9
8	AV	21	M	14	6	4
9	PH	28	F	19	9	7
10	BJR	38	M	8	7	6

DANE PODSTAWOWE PACJENTÓW 17-KSETOSTEROIDÓW (MOCZOWYCH I ŚLINIANKOWYCH) ORAZ HAMILTONOCENA LĘKU.

PATIENT'S		AG E	SE X	WYKUPACJA		PODSTA WA PRAWN A	MIEJSCE	HAMILTONO CENA LĘKU.	17-KETOSTERI	
NI E	INIT			TYP E	KATEGO RIA DOCHOD ÓW				IN UNI NE	W SALI VA
1	SK	26	F	HW	N	L.P.	Boczna granica języka	22	18.3 4	16.00
2	AP	31	F	HW	N	L.P.	Rt. & Lt. Cheek Mucose	27	14.5 0	16.50
3	SP	32	F	TH	M	L.P.	Ante, język i dolna warga	20	15.0 0	14.00
4	LNS	32	F	HW	N	L.P.	Rt. Cheek mucose	23	13.8 0	15.00
5	SN	33	F	LB	L	L.P.	Retromola r Rt. Vestibule	31	17.0 0	18.00
6	RP	33	F	HW	N	L.P.	Mrówka. Granica języka	22	17.0 0	15.00
7	CS	35	F	HW	N	L.P.	Boczna granica języka	26	16.0 0	17.00
8	TR	36	F	HW	N	L.P.	Granica boczna i język	42	23.0 6	20.00
9	TS	38	F	HW	N	L.P.	Rt. Lat. Granica języka	36	19.0 0	38.00
10	SAM	38	F	PN	L	L.P.	Dwustron ny policzek i podniebie nie	39	17.0 5	11.36
11	NS	38	F	OF	U	L.P.	Rt. Cheek & Let. Bord, języka.	29	22.0 0	19.00
12	DD	48	F	HW	N	L.P.	Rt. Cheek & Let. Bord, języka.	28	15.0 0	18.00
13	SR	50	F	OC	M	L.P.	Rt. Cheek & vestibule	28	15.4 5	17.00
14	CP	53	F	HW	N	RAS	Porucznik i porucznik Latl Granica języka	28	18.0 0	18.00
15	VR	55	F	HW	N	RAS	Bilat, Cheek & Upp. Lip	26	19.0 0	19.20
16	DS	58	F	HW	N	RAS	Język grzbiet języka	23	17.0 0	19.00
17	RJ	62	F	HW	N	RAS	Lat. & Dosum of tongue	32	20.0 0	18.00

18	VD	21	F	ST	N	RAS	Górna i dolna warga	23	17.00	18.50
19	LM	24	F	OF	U	RAS	Końcówka języka	22	17.90	18.20
20	AM	26	F	OF	U	RAS	Górna i dolna warga	24	16.15	15.00
21	PP	28	F	HW	N	RAS	Policzek, Lip, Lat, Bord Tongue	42	22.55	19.00
22	FH	29	F	HW	N	RAS	Powierzchnia brzuszna języka	26	14.50	15.00
23	SAM	32	F	HW	N	RAS	Policzek i dolna warga	29	18.30	17.00
24	WIELKA BRYTANIA	42	F	HW	N	RAS	Podłoga ustna	29	19.50	18.00
25	JP	53	F	RO	M	RAS	błona śluzowa podniebienia	32	14.20	16.00
26	BBP	30	M	CH	M	L.P.	Rt. & Lt. Vestibule	27	16.70	17.05
27	RD	35	M	SK	M	L.P.	Dwustronna błona śluzowa policzka	30	19.08	19.50
28	RS	38	M	CR	L	L.P.	Porucznik i porucznik Buccal mucosa	32	17.85	18.00
29	PS	39	M	OC	L	L.P.	błona śluzowa policzka i klamry	26	20.00	23.00
30	KS	42	M	SR	M	L.P.	błona śluzowa policzka i kamizelki śluzówkowej	19	13.00	14.00
31	GHS	42	M	IW	M	L.P.	Późno - przednia część języka	30	17.00	15.00
32	BS	42	M	NIE	U	L.P.	Boczna granica tougue'a	23	13.50	14.00
33	BM	48	M	CH	L	L.P.	Rt. Cheek mucose	33	23.50	20.20
34	CS	52	M	AG	M	L.P.	Prawy policzek i kamizelka kuloodporna	29	16.00	18.00
35	DVS	55	M	OF	U	L.P.	Dwustronna błona śluzowa policzka	28	17.50	17.40
36	PD	67	M	RO	M	L.P.	Rt. Cheek mucose	34	21.00	19.00
37	AK	15	M	ST	N	RAS	Dolna warga i kącik ust.	24	13.20	14.00
38	SJ	16	M	ST	N	RAS	Obszar policzków i	29	12.20	19.20

							siatkówki policzkowej			
39	SD	17	M	CM	M	RAS	Retromolar & Cheek mucosa	27	19.00	20.00
40	PK	18	M	ST	N	RAS	Górna i dolna warga	29	18.80	19.00
41	RG	19	M	ST	N	RAS	Język i warga	20	13.50	18.68
42	AM	29	M	TAK. ...	U	RAS	Końcówka języka	21	17.10	16.00
43	DK	29	M	TH	M	RAS	Język i dolna warga	19	14.00	13.00
44	IDENTYFIKATOR	33	M	OF	U	RAS	Końcówka języka	25	14.90	14.00
45	NC	38	M	OF	U	RAS	Podłoga ustna	21	13.60	16.00
46	DVS	40	M	TC	L	RAS	Język i górna warga	23	11.36	19.65
47	RPG	42	M	OF	U	RAS	Porucznik Cheek & Upper Lip	27	18.00	19.00
48	SIS	45	M	TAK. ...	U	RAS	Górna warga i policzek	40	14.50	19.00
49	PVG	48	M	OF	U	RAS	Górna i dolna warga	24	20.50	18.7
50	KKT	49	M	OF	U	RAS	Śluzówka policzka	20	16.30	17.5

KLUCZ DO DANYCH GŁÓWNYCH

LEGION

L.P. - Lichen Planus

RAS - Powtarzające się aftyjskie zapalenie błony śluzowej

żołądka

SEX

M - Mężczyzna

F - Kobieta

WALUES

MASZ.... - Hamilton's Anxiety Score (Wynik lęku)

UV - Wartości moczopędne

SV - Wartości wynagrodzeń

WYKUPACJA

HW - Żona domowa

TH - Nauczyciel

LB - Robotnik

PN - Peon

OF - Oficerze.

RO - Emerytowany oficer

CH - Chemik

SK - Opiekun sklepu

CR- Carpenter

OC - Pracownik biurowy

SR - Piosenkarz

IW - Pracownik przemysłowy

NIE - Oficer Marynarki Wojennej

MC - Mechanik

AG - Agent

ST - Student

CM - Zbiornik

TAK.... - Urzędnik naukowy

TC - Technik

KATEGORIA (GRUPA DOCHODOWA)

U - Górna

M-Środek

L - Niżej

N - Nie ma

MĄDRY PODZIAŁ WIEKOWY HAMILTONOCENA LĘKU. I WARTOŚCI 17-KETOSTEROIDÓW (MOCZ I ŚLINA) W POROSTACH PŁASKICH

GRUPA AGE (lata)	LICZBA PACJENTÓW	WARUNKI DOSTĘPNE		
		MASZ....	UV	SV
Mniej niż 30	2	26.5	12.7	16.6
Ponad 30	26	28.23	17.08	17.96
Normalny	10	20	12.50	9.00

MA.... Hamilton's Anxiety Score (Wynik lęku)

UV - Urinary Values of 17-Ketosteroid (Wartości moczopędne 17-Ketosteroidów)

SV - Salivary Values of 17-Ketosteroid Values of 17-Ketosteroid (wartość wynagrodzeń)

TABELA 1

Numer stołu. 1 pokazuje również rozmieszczenie pacjentów z Licheniem Planusem. Średni wynik HAS i szacowane wartości 17-Ketosteroidów w moczu i ślinie u tych pacjentów. Stwierdzono, że tylko dwóch pacjentów miało mniej niż 30 lat. Większość pacjentów w wieku powyżej 30 lat, tj. 26 pacjentów. HAS, UV i SV 17-Ketosteroidów u młodszych pacjentów było porównywalnie po wyższej stronie. Inni pacjenci, jak pokazano w tabeli, mieli zwiększone średnie wartości HAS, UV i SV 17-Ketosteroidów w porównaniu ze średnimi wartościami normalnych pacjentów (bez zmian).

Według badań przeprowadzonych przez Darlinga i kraba, Lichen Planus występuje w szerokich grupach wiekowych i występuje w przedziale wiekowym od 15 do 70 lat. W niniejszym badaniu również przedziały wiekowe wynoszą od 26 do 67 lat zgodnie z innymi badaniami.

Lichen Planus jest przede wszystkim chorobą osób w średnim wieku i osób starszych w wieku od 30-70 lat. Przedział wiekowy dla mężczyzn z Lichenem Planus był o około dekadę niższy niż dla kobiet.

ROZKŁAD WIEKOWY LICHEN PLANUS

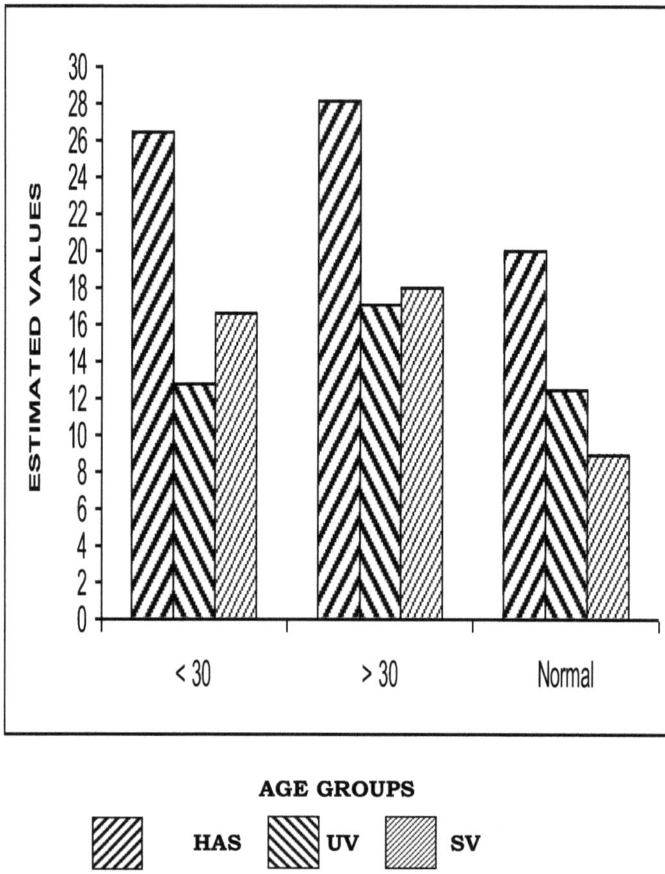
ESTIMATED VALUES
30
28
26
24
22
20
18
16
14
12
10
8
6
4
2
0
< 30
> 30
Normal
AGE GROUPS
HAS
UV
SV

MĄDRY PODZIAŁ WIEKOWY HAMILTON'S ANXIETY SCORE & WARTOŚCI 17-KETOSTEROIDÓW (MOCZ I ŚLINA) W NAWRACAJĄCYM MSZYCOWYM ZAPALENIU JAMY USTNEJ.

GRUPA AGE (lata)	LICZBA PACJENTÓW	WARUNKI DOSTĘPNE		
		MASZ....	UV	SV
Mniej niż 30	12	25.17	17.13	17.12
Ponad 30	10	28	17.45	17.91
Normalny	10	20	12.50	9.00

MA.... Hamilton's Anxiety Score (Wynik lęku)

UV - Urinary Values of 17-Ketosteroid (Wartości moczopędne 17-Ketosteroidów)

SV - Salivary Values of 17-Ketosteroid

Values of 17-Ketosteroid (wartość wynagrodzeń)

TABELA 2

W tabeli nr 2 przedstawiono również rozmieszczenie pacjentów z Recurrent Aphthous Stomatitis. Zbadano średnią punktację HAS oraz szacunkowe wartości 17-Ketosteroidów w moczu i ślinie u tych pacjentów.

Stwierdzono, że 12 pacjentów miało mniej niż 30 lat. 10 pacjentów należało do grupy wiekowej powyżej 30 lat.

HAS, UV i SV 17-Ketosteroidów były niższe w grupie wiekowej poniżej 30 lat. Inne: pacjenci, jak pokazano w tabeli, mieli zwiększone średnie wartości HAS, UV i SV 17-Ketosteroidów w porównaniu ze średnimi wartościami normalnych pacjentów (bez zmian).

ROZKŁAD WIEKOWY NAWRACAJĄCE AFTYJSKIE ZAPALENIE JAMY USTNEJ

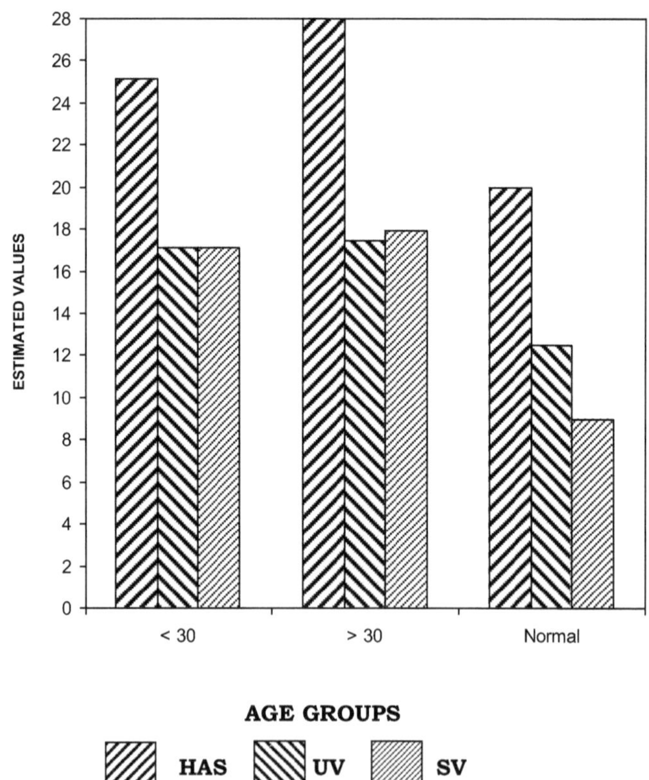

ROZSĄDNE POD WZGLĘDEM SEKSUALNYM ROZMIESZCZENIE HAMILTONOCENA LĘKU. I WARTOŚCI 17-KETOSTEROIDÓW (MOCZ I ŚLINA) (PACJENTKI)

SEX	PODSTAWA PRAWNA	LICZBA OF PATIENTS	WARUNKI DOSTĘPNE		
			MASZ....	UV	SV
FEMALE	Lichen Planus	17	28	17.48	18.15
	Powtarzające się Apthous Stomatitis.	8	28	17.51	17.09
	Normalny	5	20	10.00	9.00

MA.... Hamilton's Anxiety Score (Wynik lęku)

UV - Urinary Values of 17-Ketosteroid (Wartości moczopędne 17-Ketosteroidów)

SV - Salivary Values of 17-Ketosteroid Values of 17-Ketosteroid (wartość wynagrodzeń)

TABELA 3

Tabela nr 3 przedstawia rozkład płciowy Lichen Planus & Recurrent Aphthous Stomatitis u 30 pacjentek. Zbadano średnią punktację HAS oraz szacunkowe wartości 17-Ketosteroidów w moczu i ślinie u tych pacjentów. Wykazano, że 17 pacjentów cierpi z powodu stresu wywołanego przez Lichen Planus i 8 z powodu nawracającego aftyjskiego zapalenia pomidorów. 5 pacjentów w tym badaniu uczestniczyło w OPD z innymi skargami. Lichen Planus i Recurrent

Aphthous Stomatitis wykazują istotnie wyższe wartości wyników lękowych Hamiltona oraz wartości urologiczne i ślinotokowe 17-Ketosteroidu w porównaniu z wartościami prawidłowymi.

Stwierdzono, że średnie wartości zarówno dla Lichen Planus jak i Recurrent Aphthous Stomatitis są prawie takie same i były istotnie wyższe niż normalne.

ROZSĄDNA DYSTRYBUCJA POD WZGLĘDEM PŁCI PACJENTEK

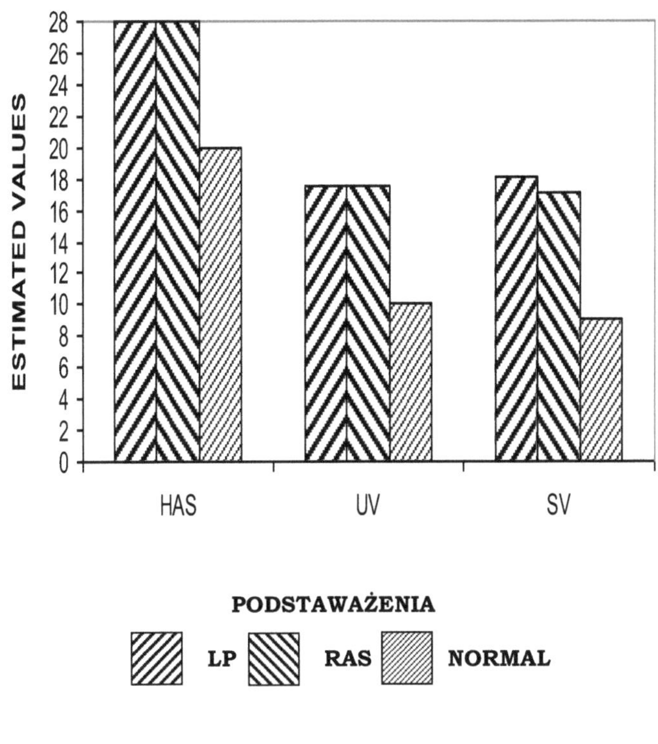

Andreason6 dokonał przeglądu kilku artykułów z wcześniejszych badań dotyczących Lichen Planus i nie wykazał dramatycznego upodobania płciowego, chociaż kobiety były bardziej dotknięte niż mężczyźni.

Andreason J.0.[6], Cooke B.D.E., Kovesi et.al. zbadali zdecydowaną większość przypadków Lichen Planus z kilku różnych krajów i ujawnili, że około 60-65 % pacjentów to kobiety. Obecne badanie wykazało również, że kobiety były bardziej dotknięte chorobą.

Statek et. al. [93] w swoim badaniu wykazał, że upodobanie seksualne do Recurrent Aphthous Stomatitis było większe u kobiet. Obecny stosunek liczby mężczyzn do liczby kobiet wynosił 2:1, prawdopodobnie z powodu mniejszej liczebności próby.

Szczegółowe ustalenia na podstawie danych głównych wykazały, że spośród 25 pacjentek, 17 cierpiało z powodu stresu wywołanego przez Lichen Planus, a 8 z powodu nawracającego aftyjskiego zapalenia pomidorów.

U 17 kobiet oznaczono UV i SV w skali 17-Ketosteroidów i HAS, a pacjenci zostali podzieleni na trzy grupy na podstawie tych wartości.

Stwierdzono, że dla UV 17-Ketosteroidów między 10 a 20 mg/24 godz., było 15 kobiet, dla Wartości Urologicznej między 20 a 30 było 11 kobiet i ani jeden pacjent nie miał UV poniżej 10 mg/24 godz.

SV 17-Ketosteroid między 10 a 20 mg/30 min. stwierdzono u 16 kobiet i 1 kobiety między 20 a 30 mg/30 min. i żaden pacjent nie miał SV poniżej 9 mg/30 min.

Dla wyniku HAS pomiędzy 20 a 30, było 12 kobiet i 5 kobiet pomiędzy 30 a 40, a dla wyniku HAS poniżej 20 nie było ani jednej kobiety.

Tak więc, było 8 kobiet cierpiących na Recurrent Aphthous Stomatitis i zostały one podzielone na trzy grupy na podstawie oceny HAS, UV i SV wartości 17-Ketosteroidów.

Stwierdzono, że UV 17-Ketosteroidu między 10 a 20 mg/24 godz., 6 kobiet, dla UV między 20 a 30 mg/24 godz., 1 kobieta i dla wartości poniżej 10, 1 kobieta.

SV 17-Ketosteroid między 10 a 20 mg/30 min stwierdzono u 8 kobiet, SV między 20 a 30 mg/30 min i poniżej 9 mg/30 min, nie było ani jednego pacjenta.

Dla wyniku HAS pomiędzy 20 a 30, było 10 pacjentów, a dla wyniku pomiędzy 30 a 40, był 1 pacjent, a dla wyniku poniżej 20 było 3 pacjentów.

Innymi słowy, prawie wszystkie pacjentki miały zwiększone promieniowanie UV, SV i HAS, co sugeruje związek między stresem, LP i RAS.

**ROZSĄDNE POD WZGLĘDEM SEKSUALNYM ROZMIESZCZENIE HAMILTONOCENA LĘKU.
I WARTOŚCI 17-KETOSTEROIDÓW (MOCZ I ŚLINA)
PATIENCI MĘSCY**

SEX	PODSTAWA PRAWNA	LICZBA OF PATIENTS	WARUNKI DOSTĘPNE		
			MASZ....	UV	SV
FEMALE	Lichen Planus	11	28	17.74	17.74
	Powtarzające się Mszyca Zapalenie jamy ustnej	14	25	15.50	17.41
	Normalny	5	20	15.00	10.00

MA.... Hamilton's Anxiety Score (Wynik lęku)
UV - Urinary Values of 17-Ketosteroid (Wartości moczopędne 17-Ketosteroidów)
SV - Salivary Values of 17-Ketosteroid Values of 17-Ketosteroid (wartość wynagrodzeń)

TABELA 4

Tabela nr 4 przedstawia rozkład płciowy Lichen Planus & Recurrent Aphthous Stomatitis u 30 pacjentów płci męskiej. Zbadano średnią punktację HAS oraz szacunkowe wartości 17-Ketosteroidów w moczu i ślinie u tych pacjentów. Wykazano, że 11 pacjentów cierpi z powodu stresu wywołanego przez Lichen Planus i 14 z powodu nawracającego aftyjskiego zapalenia pomidorów. 5 pacjentów w tym badaniu uczestniczyło w OPD z innymi skargami. Wykazano, że w przypadku Lichenia Planusa i nawracającego aftyjskiego zapalenia jamy ustnej istotnie wyższe wartości Hamiltons Anxiety Score oraz wartości Urinary and Salivary w porównaniu do normy.

Wykazano, że istnieje znacząca różnica w średnich wartościach pomiędzy Lichen Planus i Recurrent Aphthous Stomatitis Shklar94 i McCarthy59 badał, że dotyczy to obu płci, ale chociaż sporadyczne badania sugerują przewagę mężczyzn.

Szczegółowe ustalenia na podstawie danych głównych wykazały, że spośród 25 pacjentów płci męskiej 11 cierpi na stres wywołany przez Lichen Planus.

ROZSĄDNA DYSTRYBUCJA POD WZGLĘDEM PŁCI PATIENCI MĘSCY

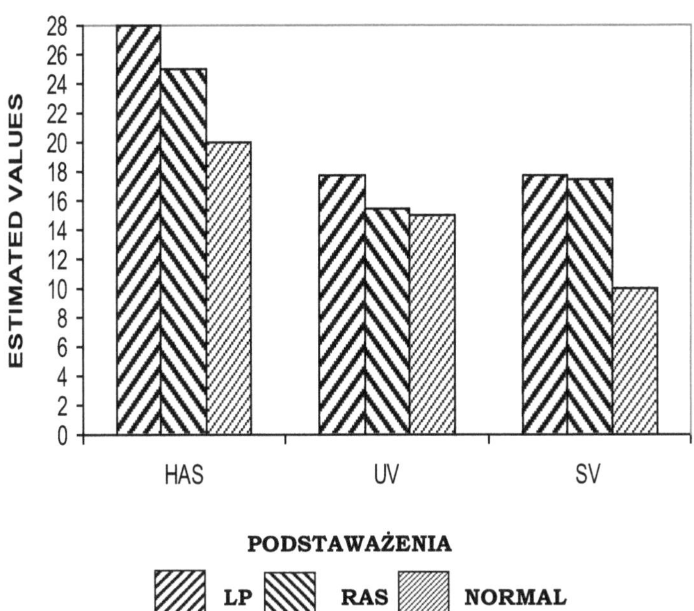

Stwierdzono, że dla UV 17-Ketosteroidów między 15 a 20 mg/24 godz. było 7 mężczyzn, dla 20 i 30 2 mężczyzn, a dla UV poniżej 15 2 mężczyzn.

SV 17-Ketosteroidu badanego u 11 mężczyzn wykazało, że dla wartości od 10 do 20 mg/30 minut, było 9 pacjentów. Dla wartości od 20 do 30, było 2 pacjentów, a dla wartości poniżej 10 mg/30 min nie było pacjentów.

Wynik HAS pomiędzy 20 a 30 wykazał 7 pacjentów oraz pomiędzy 30 a 40, było 3 pacjentów, a dla wyniku HAS poniżej 20 nie było żadnego pacjenta.

Było 14 mężczyzn cierpiących na Recurrent Aphthous Stomatitis. Stwierdzono, że dla UV 17-Ketosteroidów od 15 do 20 mg/24 godz. było 6 pacjentów, dla wartości od 20 do 30 mg/24 godz. był to 1 pacjent, a dla wartości poniżej 15 mg/24 godz. było to 7 pacjentów.

SV 17-Ketosteroidu badano u tych 14 pacjentów dla wartości od 10 do 20 mg/30 min, było ich 14. W przypadku wartości od 30 do 40 i poniżej 10 mg/30 min nie było ani jednego pacjenta.

Dla wyniku HAS pomiędzy 20 a 30, było 10 pacjentów, a dla wyniku pomiędzy 30 a 40, był 1 pacjent, a dla wyniku poniżej 20 było 3 pacjentów. Innymi słowy, prawie wszyscy pacjenci mieli podwyższone UV, SV i HAS, co sugeruje stres psychiczny.

ZAWÓD MĄDRY DYSTRYBUCJA HAMILTONOCENA LĘKU I WARTOŚCI 17-KETOSTEROIDÓW (MOCZ I ŚLINA) W POROSTACH PŁASKICH

INCOME KATEGORIA	LICZBA OF PATIENTS	WARUNKI DOSTĘPNE		
		MASZ....	UV	SV
HW	12	28	17.72	16.95
OF	4	29	18.63	17.35
OTH	12	29	17.3	17.11

MA.... Hamilton's Anxiety Score (Wynik lęku)

UV - Urinary Values of 17-Ketosteroid (Wartości moczopędne 17-Ketosteroidów)

SV - Salivary Values of 17-Ketosteroid Values of 17-Ketosteroid (wartość wynagrodzeń)

<u>TABELA 5</u>

Tabela nr 5 przedstawia mądre rozmieszczenie zawodowe pacjentów z Licheniem Planusem. Zbadano średnią punktację HAS oraz szacunkowe wartości 17-Ketosteroidów w moczu i ślinie u tych pacjentów. Pacjenci zostali podzieleni na żonę, oficera i innych. Lichen Planus u 28 pacjentów był badany, z czego 12 to żony domowe, 4 to oficerowie, a 12 należało do innej kategorii.

Średni wynik HAS w 12 żonach domowych wynosił 28, a średnia wartość UV i SV wynosiła odpowiednio 17,72 mg/24hrs i 16,95 mg/30mins. Średni wynik HAS u 4 oficerów wynosił 29, a średnia wartość UV i SV wynosiła odpowiednio 18,63 mg/24hrs i 17,35 mg/3Omins. Średni wynik HAS w 12 innych przypadkach wynosił 29, a średnia wartość UV i SV wynosiła odpowiednio 17,3 mg/24hrs i 17,11 mg/3Omins.

Najwyższe wartości zaobserwowano w kategorii oficerów, a następnie innych, a następnie w grupie gospodyń domowych.

MĄDRA DYSTRYBUCJA ZAWODÓW LICHEN PLANUS

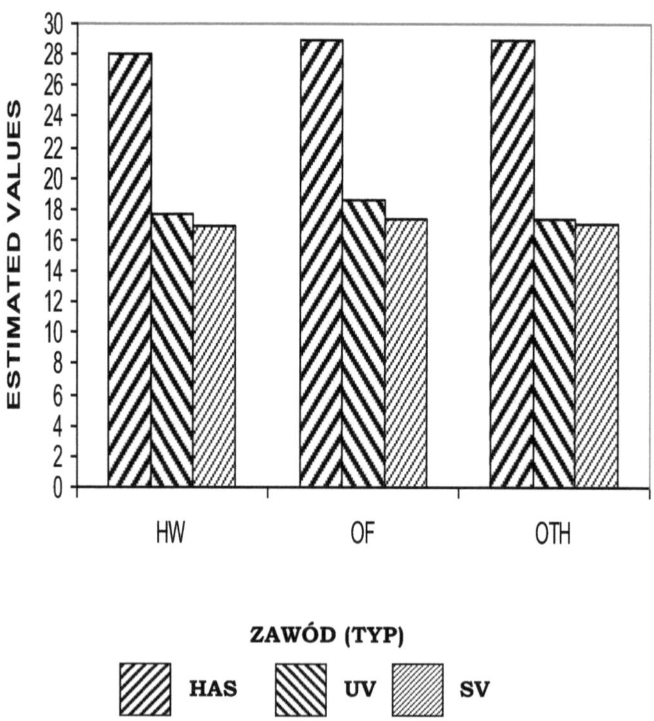

ZAWÓD MĄDRY DYSTRYBUCJA HAMILTONOCENA LĘKU I WARTOŚCI 17-KETOSTEROIDÓW (MOCZ I ŚLINA) W NAWRACAJĄCYM MSZYCOWYM ZAPALENIU JAMY USTNEJ.

KATEGORIA DOCHODÓW	LICZBA OF PATIENTS	WARUNKI DOSTĘPNE		
		MASZ....	UV	SV
ŻONA DOMU (HW)	4	32	18.71	17.25
OFICER (OF)	10	26	16.31	16.94
OTHERS (OTH)	8	24	15.5	17.8

MA.... Hamilton's Anxiety Score (Wynik lęku)
UV - Urinary Values of 17-Ketosteroid (Wartości moczopędne 17-Ketosteroidów)
SV - Salivary Values of 17-Ketosteroid Values of 17-Ketosteroid (wartość wynagrodzeń)

TABELA 6

Numer stołu. 6 pokazuje mądry rozkład zawodowy pacjentów z Recurrent Aphthous Stomatitis. Zbadano średnią punktację HAS oraz szacunkowe wartości 17-Ketosteroidów w moczu i ślinie u tych pacjentów. Pacjenci zostali podzieleni na podstępy, oficerów i innych. (Wśród nich znaleźli się studenci, robotnicy, chemicy, nauczyciele, piony, właściciele sklepów, składniki itp.) Powtarzające się aftyjskie zapalenie jamy ustnej u 22 pacjentów było badane, z czego 4 to żony domowe, 10 to oficerowie, a 8 należało do kategorii innych.

Średni wynik HAS w 4 Gospodyń domowych wynosił 32, a średnia wartość UV i SV wynosiła odpowiednio 18,71 mg/24hrs i 17,25 mg/30mins. Średni wynik HAS u 10 oficerów wynosił 26, a średnia wartość UV i SV wynosiła odpowiednio 16,31 mg/24hrs i 16,94 mg/30mins. Średnia

Wynik HAS w 8 innych przypadkach wyniósł 24, a średnia wartość UV i SV wynosiła odpowiednio 15,5 mg/24hrs i 17,8 mg/30mins.

Zaobserwowano, że najwyższe wartości obserwowano w żonach domowych, a następnie w oficerach, a następnie w grupie innych.

ZAWÓD (TYP) MĄDRY PODZIAŁ PRACY NAWRACAJĄCE AFTYJSKIE ZAPALENIE JAMY USTNEJ

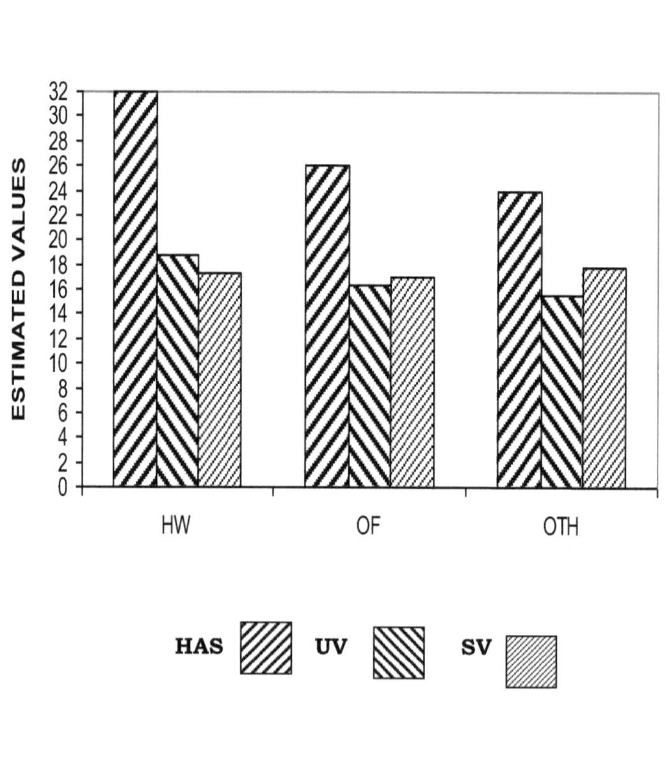

KATEGORIA DOCHODOWA ROZSĄDNY

PODZIAŁ DOCHODÓW HAMILTON'S

OCENA LĘKU I WARTOŚCI 17-KETOSTEROIDÓW (MOCZ I ŚLINA) W POROSTACH PŁASKICH

KATEGORIA DOCHODÓW	LICZBA OF PATIENTS	WARUNKI DOSTĘPNE		
		MASZ....	UV	SV
NIL INCOME	12	28	17.56	19.14
NISKI POZIOM HAŁASU	5	32	19.08	18.11
MIDDLE INCOME	8	31	18.74	18.78
WSPÓLNEJ INCOME	3	27	17.67	16.8

MA.... Hamilton's Anxiety Score (Wynik lęku)
UV - Urinary Values of 17-Ketosteroid (Wartości moczopędne 17-Ketosteroidów)
SV - Salivary Values of 17-Ketosteroid Values of 17-Ketosteroid (wartość wynagrodzeń)

TABELA 7

Numer stołu. 5 przedstawia rozmieszczenie zawodowe pacjentów z Licheniem Planusem, średni wynik HAS oraz szacunkowe wartości 17-Ketosteroidów w moczu i ślinie u tych pacjentów. Pacjenci zostali podzieleni na grupy o niskich dochodach, niskich dochodach, średnich dochodach i górnych dochodach. Badaniem objęto 28 pacjentów z kategorii Nil income 12, 5 z kategorii Low income, 8 z kategorii Middle income i 3 z kategorii Upper income.

Zaobserwowano, że liczba pacjentów o zerowym dochodzie jest większa niż pozostałych. Stwierdzono również, że średnie wartości dla kategorii niskich dochodów były znacznie wyższe niż dla pozostałych grup dochodów.

KATEGORIA DOCHODÓW - PODZIAŁ WEDŁUG KATEGORII DOCHODÓW LICHEN PLANUS

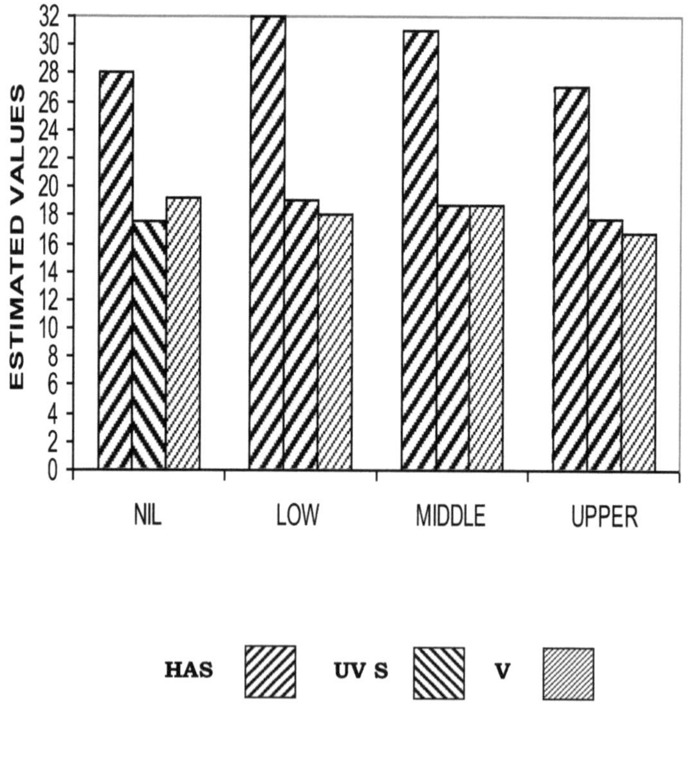

KATEGORIA DOCHODOWA ROZSĄDNY PODZIAŁ DOCHODÓW HAMILTON'S OCENA LĘKU I WARTOŚCI 17-KETOSTEROIDÓW (MOCZ I ŚLINA) W NAWRACAJĄCYM MSZYCOWYM ZAPALENIU JAMY USTNEJ.

KATEGORIA DOCHODÓW	LICZBA OF PATIENTS	WARUNKI DOSTĘPNE		
		MASZ....	UV	SV
NIL INCOME	9	28	16.62	17.6
NISKI POZIOM HAŁASU	1	23	11.36	19.65
MIDDLE INCOME	3	26	15.73	16.33
WSPÓLNEJ INCOME	9	25	16.55	17.04

MA.... Hamilton's Anxiety Score (Wynik lęku)
UV - Urinary Values of 17-Ketosteroid (Wartości moczopędne 17-Ketosteroidów)
SV - Salivary Values of 17-Ketosteroid Values of 17-Ketosteroid (wartość wynagrodzeń)

TABELA 8

Numer stołu. 6 pokazuje mądry rozkład zawodowy pacjentów z Recurrent Aphthous Stomatitis. Zbadano średnią punktację HAS oraz szacunkowe wartości 17-Ketosteroidów w moczu i ślinie u tych pacjentów. Pacjenci zostali podzieleni na grupy o niskich dochodach, niskich dochodach, średnich dochodach i górnych dochodach.

Badaniem objęto 22 pacjentów: 9 z kategorii Nil income, 1 z kategorii Low income, 3 z kategorii Middle income i 9 z kategorii Upper income.

Zaobserwowano, że liczba pacjentów była równomiernie rozłożona pomiędzy grupami o zerowym dochodzie a grupami o wyższym dochodzie, podczas gdy w grupie o niskim dochodzie było ich bardzo mało. Stwierdzono, że średnie wartości były wyższe w przypadku grupy o zerowym dochodzie w porównaniu z innymi grupami.

KATEGORIA DOCHODÓW - PODZIAŁ WEDŁUG KATEGORII DOCHODÓW NAWRACAJĄCE AFTYJSKIE ZAPALENIE JAMY USTNEJ

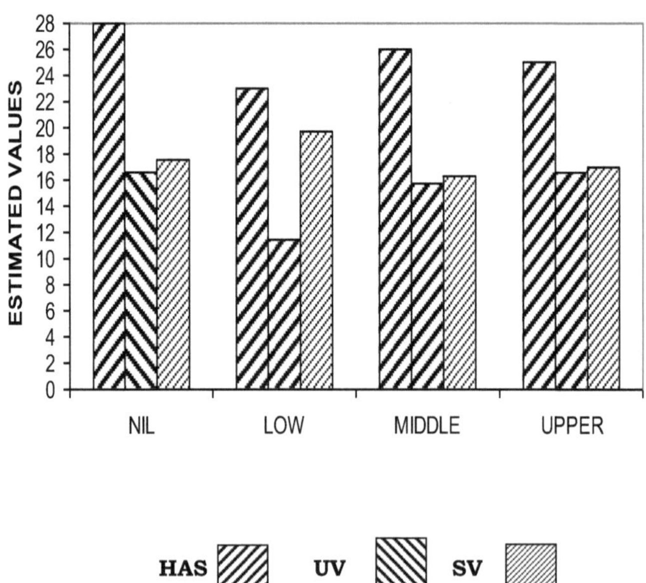

Pierwszy opis Sinleya w języku angielskim dotyczył trzech kobiet, a związek zaburzeń ze stresem finansowym w każdym przypadku podyktowany był tytułem wrzodów.

Według Burketa13 zależność pomiędzy nawracającym aftyjskim zapaleniem pomidorów a czynnikami psychologicznymi i społecznymi została szczegółowo zbadana. Stwierdzono istotną zależność między grupami społeczno-ekonomicznymi a nawracającym aftyjskim zapaleniem pomidorów. Pacjenci z wyższym statusem społecznym mieli znacznie wyższą częstość występowania Recurrent Aphthous Stomatitis.

W obecnym badaniu również górne i zerowe grupy dochodowe wykazują wyższą częstość występowania Recurrent Aphthous Stomatitis.

ROZSĄDNE ROZMIESZCZENIE ZMIAN CHOROBOWYCH HAMILTONOCENA LĘKU.
I WARTOŚCI 17-KETOSTEROIDÓW (MOCZ I ŚLINA)

KATEGORIA DOCHODÓW	LICZBA OF PATIENTS	WARUNKI DOSTĘPNE		
		MASZ....	UV	SV
Lichen Planus	28	28	17.58	17.99
Powtarzająca się postać mszycy Zapalenie żołądka	22	26	16.23	17.29
Pacjenci normalni	10	20	12.50	9.00

MA.... Hamilton's Anxiety Score (Wynik lęku)
UV - Urinary Values of 17-Ketosteroid (Wartości moczopędne 17-Ketosteroidów)
SV - Salivary Values of 17-Ketosteroid Values of 17-Ketosteroid (wartość wynagrodzeń)

TABELA 9

Numer stołu. 9 pokazuje mądre rozmieszczenie zmian chorobowych Lichen Planus & Recurrent Aphthous Stimititis wśród pacjentów. Zbadano średnią punktację HAS oraz szacunkowe wartości 17-Ketosteroidów w moczu i ślinie u tych pacjentów. Stwierdzono, że 28 pacjentów cierpi z powodu stresu wywołanego przez Lichen Planus i 22 z powodu nawracającego aftyjskiego zapalenia pomidorów. W badaniu tym 10 pacjentów uczestniczyło w OPD z innymi skargami. Pacjenci cierpiący na L.P. HAS wynosi 28, a UV i SV 17-Ketosteroidów odpowiednio 17,58 mg/24hrs i 17,99 mg/30 mins. Osoby cierpiące na RAS średnia HAS wynosiła 26, a UV i SV 17-Ketosteroidów - odpowiednio 16,23 mg/24hrs i 17,29 mg/30 mins. U pacjentów umieszczonych w normalnej kategorii średnie wartości HAS wynosiły 20, a UV i SV 17-Ketosteroidów odpowiednio 12,5 mg/24hrs i 9 mg/30mins.

ZMIANA CHOROBOWA (DYSTRYBUCJA)
WYNIK LĘKU I WARTOŚCI 17-KETOSTEROIDÓW

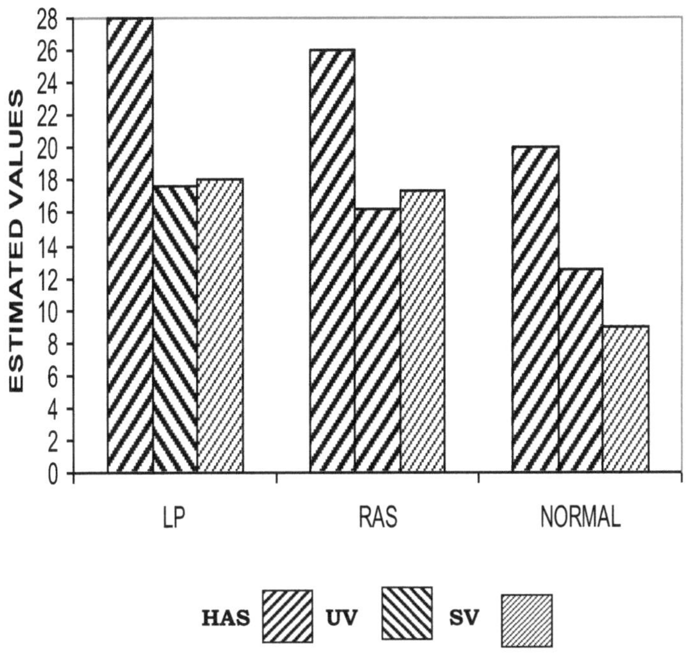

Szczegółowe ustalenia na podstawie danych Master Data pokazały, że 28 pacjentów z Lichen Planus, z czego 22 pacjentów miało UV 17-Ketosteroid między 12,5 a 20 mg/24 godzin, a 4 miało między 20 a 30 mg/24 godzin; tylko 2 pacjentów miało UV 17-Ketosteroid mniej niż 12,5 mg/24 godzin, co jest wartością normalną.

Podobnie 25 z 28 pacjentów ma SV 17-Ketosteroidów między 10 a 20 mg/30 min, 3 pacjentów miało Salivary Value między 20 a 30 i żadnych pacjentów poniżej 9 mg/30 min, co jest wartością normalną.

Stwierdzono, że wynik HAS jest zwiększony, tj. między 20 a 30 u 19 pacjentów, 8 pacjentów miało HAS między 30 a 40 a 1 pacjent miał wynik HAS poniżej 20.

Innymi słowy, prawie wszyscy pacjenci mieli podwyższone UV, SV i HAS, co sugeruje stres psychiczny.

Wyniki te pomagają nam skorelować stan lękowy pacjenta i zależności pomiędzy skutecznością promieniowania UV, SV i HAS jako wskaźnika stresu. Podwyższona wartość grupy badanej w porównaniu z normalnymi wartościami grupy kontrolnej wskazuje również na współistnienie stresu i Lichenia Planusa oraz powracającego aftyjskiego zapalenia pomidorów.

Zaobserwowano, że pacjenci cierpiący na L.P. i RAS wykazywali wyższe wartości HAS, UV i SV niż pacjenci normalni, natomiast w porównaniu z wartościami LP i RAS wartości LP były istotnie wyższe niż w przypadku RAS.

Vining et. al. [108] wykazały szczegółowo, że stres może powodować uniesienie wielu hormonów.

Laskins określił, że stresujący pacjenci mają znacznie wyższy poziom steroidów i amin katecholowych niż normalnie.

W 1961 r. Shklar94 i McCarthy zbadali 100 przypadków liszaja ustnego Planus i uznali, że przyczyną jest głównie uraz emocjonalny.

Andreason6 w 1968 r., Kovesi48 & Banoczy w 1973 r., Puchalski72 w 1981 r. uznał stres psychiczny za ważny czynnik etiologiczny w Licheniu Planus.

CASE REPORTS

ZGŁOSZENIE PRZYPADKU NR 1 - NAWRACAJĄCE AFTYJSKIE ZAPALENIE JAMY USTNEJ

Sr. No. : 33	Sprawa nr...:	Dt..:
Nazwa: BVM	Wiek: 48 lat	Seks: M

Szpital : GDC & H

GŁÓWNA SKARGA :

Pacjent ten skarżył się na silny ból i pieczenie w ustach podczas mówienia, a szczególnie po zjedzeniu pikantnego jedzenia, a nawet po zjedzeniu normalnego jedzenia. Skarga była tam od 8 dni.

HISTORIA:

Pacjent miał liczne owrzodzenia, które nagle pojawiły się na podłodze jamy ustnej i prawej błony śluzowej policzkowej oraz wargach górnych i dolnych. Podobne owrzodzenia w różnych miejscach ma co 15-20 dni od 3 lat.

Historia rodziny była negatywna. Pacjent przyznał, że ma problemy psychologiczne.

EGZAMIN USTNY :

Obecnych było pięć owrzodzeń o różnej średnicy od 1mm do 3mm, jedno na podłodze jamy ustnej i jedno na górnej wardze i dwa na dolnej wardze. Z powodu silnego bólu deglutacja była trudna, dlatego do oceny pobrano ślinę i mocz. Wszystkie owrzodzenia wykazały centralny obszar blanszowania otoczony rumienistą obwódką z żółtawą podstawą bez przywieszek tkankowych.

NAWRACAJĄCE AFTYJSKIE ZAPALENIE JAMY USTNEJ
2 wrzody na dolnej wardze i jeden wrzodek na górnej wardze

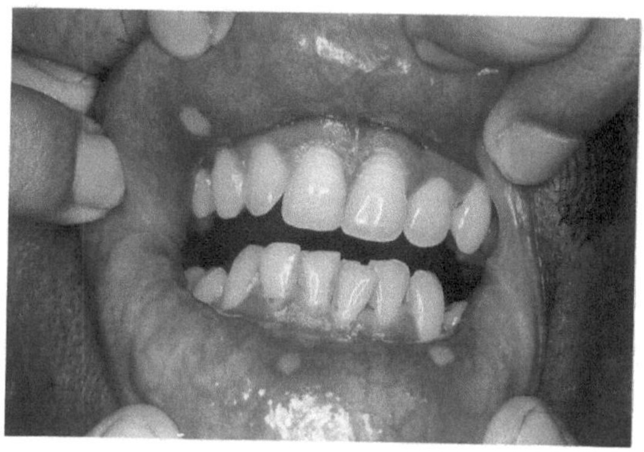

RECURRENT APHTHOUS STOMATITIS
2 Ulcers on the Lower Lip & One Ulcer on the Upper Lip

ROZPOZNANIE KLINICZNE : NAWRACAJĄCE AFTYJSKIE ZAPALENIE JAMY USTNEJ

W oparciu o diagnozę kliniczną, pacjent został następnie poddany Hamiltonkwestionariusz lęku, aby ocenić jego stan psychiczny. Ocena punktowa została zestawiona zgodnie z przepisanym kwestionariuszem.

Pacjent został następnie skierowany do badania biochemicznego śliny i moczu w celu oszacowania poziomu 17-ketosteroidów metodą Varlleya.

REZULTAT

Wiesz, co to jest? HamiltonOcena skali lęku 's Anxiety Scale scoring została ustalona odpowiednio na 33 i 17-ketosteroidów ślinowych i moczowych 20,20 i 23,50.

WNIOSEK :

Stwierdzono zatem, że zarówno szacowany wynik skali lęku, jak i testy biochemiczne okazały się bardzo pozytywne, wskazując na stres psychologiczny.

RAPORT PRZYPADKU NR 2 LICHEN PLANUS

Sr. No. : 4 Sprawa nr...: Dt.

Nazwa: SLN Wiek: 32 lata Sex : F

GŁÓWNA SKARGA :

Pacjentka przyszła do szpitala z zażaleniem na pieczenie w jamie ustnej, głównie w okolicy lewego policzka od 1 roku. To palące zażalenie zostało spotęgowane przez spożywanie pikantnego jedzenia, jak również normalnego spożycia.

HISTORIA:

Pacjentka przedstawiła historię nawracających ataków silnego pieczenia i bólu, z okresami remisji pomiędzy nimi. Według pacjentki nie wiedziała o białej zmianie chorobowej, ale skarga na ból była obecna od 1 roku. Biała zmiana chorobowa została zdiagnozowana, kiedy odwiedzała GDC i szpitalną OPD. Pierwszy przypadek oparzeń był bardzo ciężki i była leczona niektórymi lekami. Objaw następnie ustąpił, ale po miesiącu znów się powtórzył. Wszystkie przypadki zbiegły się z problemami emocjonalnymi.

Historia rodziny nie miała charakteru pomocniczego.

BADANIE KLINICZNE :

Badanie wykazało niebiesko-białe zmiany w jamie ustnej. Na lewej śluzówce policzkowej i na bocznej granicy języka. Uszkodzenie pokazało siateczkowy, koronkowy wzór. Zmiana zaakcentowana na rozciąganiu i palpacji ujawniła, że była nieco szorstka.

POROST USTNY PŁASKI
Lewa błona śluzowa policzka

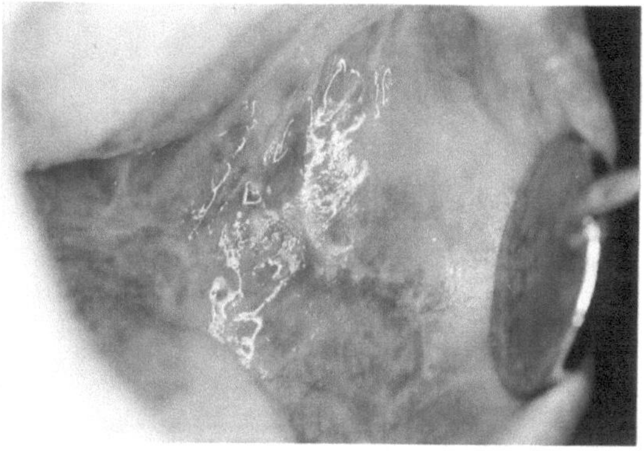

ORAL LICHEN PLANUS

Left Cheek Mucosa

Nie doszło do utraty elastyczności i elastyczności. Zmiana nie mogła być zeskrobana, a test Lugola na jodynę był pozytywny dla liszaja płaskiego.

Nie stwierdzono żadnych zmian skórnych.

DIAGNOSTYKA KLINICZNA : LICHEN PLANUS

DIAGNOSTYKA HISTOPATOLOGICZNA : LICHEN PLANUS

W oparciu o diagnozę kliniczną i histopatologiczną, chory został następnie poddany analizie pod kątem stanu psychicznego przez HamiltonOcena lęku. Ocena punktowa została zestawiona zgodnie z przepisanym kwestionariuszem.

Pacjent został następnie skierowany do biochemicznej oceny jego śliny i moczu na poziom 17-Ketosteroidu metodą Varlleya.

WYNIK :

Wiesz, co to jest? HamiltonOcenę lęku przeprowadzono na poziomie 39, a ocenę 17-Ketosteroidu w moczu odpowiednio 17,5 i śliny 11,36.

WNIOSEK :

Stwierdzono zatem, że zarówno szacowana skala lęku, jak i testy biochemiczne okazały się bardzo pozytywne, wskazując na stres psychiczny.

NUMER ZGŁOSZENIA SPRAWY. 3 LICHEN PLANUS

Sir. Nie...: Sprawa nr...: Dt.

. :

Imię: T.S. Wiek: 36 lat Sex : F

GŁÓWNA SKARGA :

Pacjentka przyszła do szpitala z zarzutem pieczenia w ustach, od 6 miesięcy. To palące zażalenie było jeszcze bardziej nasilone, gdy przyjmowano pikantne jedzenie.

HISTORIA:

Pacjentka podawała w wywiadzie uporczywy problem palenia według pacjentki, która nie wiedziała o białej zmianie chorobowej. Biała zmiana chorobowa została zdiagnozowana, gdy odwiedziła G.D.C. & Hospital O.P.D. z główną skargą.

Pacjent nie podał historii wyrobów tytoniowych, konsumpcji alkoholu. Ale pacjent przedstawił historię napięcia w rodzinie i niepewnego samopoczucia.

HISTORIA RODZINY :

Żaden członek rodziny nie ma takiej samej skargi.

BADANIE KLINICZNE :

W badaniu wewnątrzustnym stwierdzono białe, prążkowane zmiany na prawym brzegu bocznym i grzbietowej powierzchni języka i błony śluzowej prawego policzka. Uszkodzenie zaakcentowane na rozciąganiu i palpacji ujawniło, że jest lekko "szorstkie i nadające się do scrapowania". "Test na jodynę Lugala był pozytywny. Nie stwierdzono dodatkowych zmian w jamie ustnej.

LICHEN PLANUS
Prawa błona śluzowa policzkowa

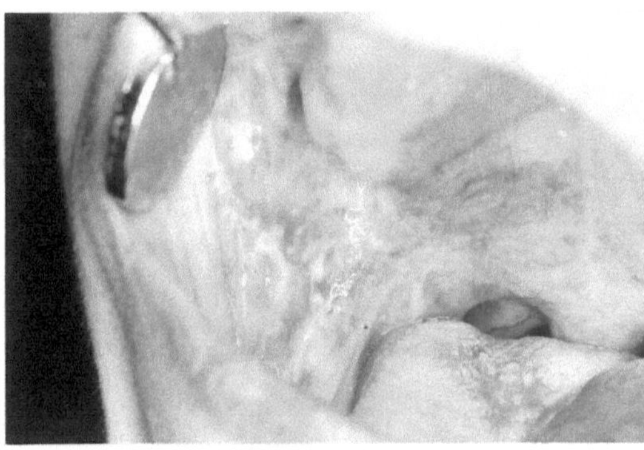

LICHEN PLANUS
Right Cheek Mucosa

DIAGNOZA KLINICZNA: POROST USTNY PŁASKI

DIAGNOSTYKA HISTOPATOLOGICZNA : LICHEN PLANUS

W oparciu o diagnozę kliniczną i histopatologiczną, chory został następnie poddany analizie pod kątem stanu psychicznego przez Hamiltonocena skali lęku. Ocena punktowa została zestawiona zgodnie z przepisanym kwestionariuszem.

Pacjent został następnie skierowany do badania biochemicznego śliny i moczu w celu oszacowania poziomu 17-Ketosteroidu metodą Varlleya.

WYNIK :

Ocena skali lęku Hamiltona wyniosła 36, a ocena 17-Ketosteroidów w moczu odpowiednio 19 mg/24 godz. i śliny 18mg/30 min.

WNIOSEK :

Stwierdzono zatem, że zarówno szacowana skala lęku, jak i testy biochemiczne okazały się bardzo pozytywne, wskazując na stres psychologiczny.

NUMER ZGŁOSZENIA SPRAWY. 4 NAWRACAJĄCE AFTYJSKIE ZAPALENIE JAMY USTNEJ

Sir. Nie...: Sprawa nr...: Dt..:

Nazwa : P.P. Wiek: 28 lat Seks: F

GŁÓWNA SKARGA :

Pacjent ten skarżył się na silny ból i ślinotok od 4 dni. Ból pogłębia się podczas przyjmowania szczególnie gorących i pikantnych potraw.

HISTORIA:

Pacjentka podała historię mnogich owrzodzeń, które nagle pojawiły się na błonie śluzowej policzka, bocznej granicy języka i dolnej wargi. Pacjent ma podobne owrzodzenia w różnych miejscach co miesiąc od 2 lat.

Historia rodziny była negatywna. Pacjent przedstawił historię niepokoju i napięcia.

EGZAMIN USTNY :

Występowały trzy owrzodzenia o różnej średnicy od 1 mm do 4 mm, jedno na prawej błonie śluzowej policzka, jedno na przedniej 1/3 części języka i jedno na dolnej wardze. Wszystkie owrzodzenia wykazały centralny obszar blanszowania otoczony rumienistą obwódką z żółtawą podstawą bez przywieszek tkankowych.

NAWRACAJĄCE AFTYJSKIE ZAPALENIE JAMY USTNEJ

Prawa błona śluzowa policzkowa

Przednia 1/3 część języka

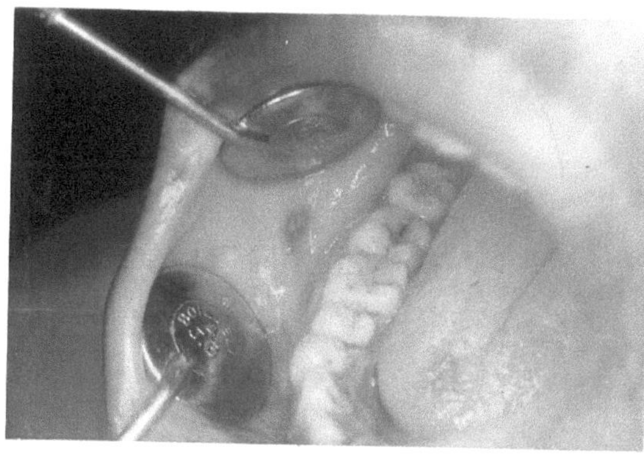

RECURRENT APHTHOUS STOMATITIS

Right Cheek Mucosa

&

Anterior 1/3rd of Tongue

ROZPOZNANIE KLINICZNE : NAWRACAJĄCE AFTYJSKIE ZAPALENIE JAMY USTNEJ

Na podstawie diagnozy klinicznej, pacjent został następnie poddany stanowi psychicznemu przez Hamiltons Anxiety Scale. Ocena punktowa została zestawiona zgodnie z przepisanym kwestionariuszem.

Pacjent został następnie skierowany do badania biochemicznego śliny i moczu w celu oszacowania poziomu 17-ketosteroidów metodą Varlleya.

WYNIK :

Ocena skali lęku Hamiltona wyniosła 42, a ocena 17 ketosteroidów w moczu 22,55mg/24hrs i w ślinie 19 mg/30 min.

WNIOSEK :

Stwierdzono zatem, że zarówno szacowana skala lęku, jak i testy biochemiczne okazały się bardzo pozytywne, wskazując na stres psychiczny.

SUMMARY

Podejmowane są próby z różnych pozycji uprzedzeń psychologicznych, aby wyjaśnić, w jaki sposób trudność pojawiająca się w sferze psychologicznej może być wyrażona jako objaw fizyczny. Ponadto warto wiedzieć, czy dostępne są obiektywne dane do celów szacunków jakościowych i ilościowych.

Głównym celem tego projektu było określenie wiarygodności 17-Ketosteroidu moczowego i śliniankowego jako wskaźnika wywołanego stresem liszaja płaskiego i nawracającego aftyjskiego zapalenia pomidorów. Przedmioty badania zostały wybrane z GDC & Hospital of Bombay w okresie od sierpnia '93 do grudnia '93.

Łącznie do badania włączono 50 pacjentów, z których wszyscy zostali poddani badaniu w celu HamiltonAnxiety Score (HAS) Questionnaire and Urinary and Salivary Biochemical estimation of 17-Ketosteroid.

W badaniu wzięło udział 10 normalnych pacjentów, którzy poddani zostali kwestionariuszowi HAS oraz biochemicznej ocenie moczowo-płciowej i ślinotokowej 17-Ketosteroidu, w celu ujednolicenia ustalonych wartości, a ich liczba mieści się w ramach limitu.

Z 24-godzinnej próbki moczu pobrano 100 ml próbki moczu i od każdego pacjenta pobrano 30 ml niestymulowanej próbki śliny, a próbki moczu i śliny zostały oszacowane w laboratorium endokrynologii, 3.J. Hospital, Bombaj.

Ustalenia zostały zarejestrowane, a dane zostały zestawione w tabelach. Wyciągnięto obiektywne wnioski i ostatecznie wydano zalecenia.

WNIOSKI

Chirurdzy stomatolodzy muszą brać pod uwagę psychosomatykę siebie i swoich pacjentów. Wiele schorzeń patologicznych występujących w jamie ustnej może być spowodowanych lub nasilonych przez stan emocjonalny osób i dentysta musi zrozumieć, w jaki sposób może złagodzić te stany chorobowe.

Zaburzenia pochodzenia psychosomatycznego rozwijają się w dwóch fazach - po pierwsze, zaburzenia czynnościowe tkanki wegetatywnej są spowodowane przewlekłymi zaburzeniami emocjonalnymi, a po drugie, przewlekłe zaburzenia czynnościowe stopniowo prowadzą do zmian tkankowych i chorób organicznych.

Na podstawie wyników tego badania i uzyskanych wyników można wyciągnąć następujące wnioski.

1) Pacjenci z LP i RAS mają jednakowo wysoki wynik lękowy na kwestionariuszach HAS sugerujący stres.
2) Zarówno pacjenci z LP, jak i RAS wykazują zwiększony poziom 17-Ketosteroidu w moczu.
3) Zarówno pacjenci z LP, jak i RAS wykazują zwiększony poziom 17-Ketosteroidu w ślinie.
4) LP i RAS to choroby orośluzówkowe związane ze stresem psychicznym.

5) Ocena HAS i 17-ketosteroidowy poziom w moczu i ślinie mogą być pomocnie wykorzystane jako wskaźnik leżącego u podstaw stresu psychicznego i będą przydatne w planowaniu leczenia.

PRZYSZŁY ZAKRES BADAŃ

1) Przyszłe badania na większej próbie mogą być przeprowadzane w celu ponownego zatwierdzenia tych ustaleń.

2) W przyszłości istnieje możliwość skorelowania wartości moczowych i ślinianowych 17-Ketosteroidu z poprawą zmian orośluzówkowych po leczeniu i możliwym zastosowaniem tych poziomów jako wskaźnika prognostycznego.

3) Urinary i Salivary 17-Ketosteroid jako wskaźnik innych zmian wywołanych stresem, takich jak M.P.D's, Burning mouth, nietypowe bóle twarzy itp.

4) Kwestionariusz HAS score Questionnaire jest kolejną nieinwazyjną metodą ostrzegania przed stresem u pacjentów przed badaniem, a tym samym może być częścią wywiadu przypadków takich pacjentów.

BIBLIOGRAFIA

BIBLIOGRAFIA

1	Aldercreutz H.	:	Zastosowanie hipnozy w badaniach wpływu stresu na funkcje sercowo-naczyniowe i hormony. Acta Medica Scandinivica. 660; 84-94, 1982
2	Aleksander F.	:	Medycyna psychosomatyczna. George Allen i Uruier. 1952
3	Altman & Perry H.	:	Zmienność i kurs Lichen Planus. Arch Derma 1961, 54-179
4	Alvin Tofflerf.	:	Szok przyszłości Nowa książka 1970
5	Amerykańskie Stowarzyszenie Medyczne	:	Kortykosteroidy nadnerczy Oceny leków AMA 1977, 502-528
6	Andreason J.O.	:	Oral Lichen Planus : Ocena kliniczna 115 przypadków. J. z O.S; O.M; O.P. 1968, 25: 1, 31-42
7	Arnon Bentovim.	:	Ocena rodziny Stres (Sympozjum) Practioner Vol 236 Sierpień 1992, 771-773
8	Aurmeet Singh	:	Skala lęku 1985, praca dyplomowa nr 1844, J.J.H. Bom.
9	Barnett M.L.	:	Populacja komórek nie-kematocytów wewnątrznabłonkowych w Licheniu Planus. Charakterystyka ultrastrukturalna komórek w zmianach dziąsłowych. J. Chirurgia jamy ustnej. Oral Med. Ścieżka doustna. 1976, 41-338
10	Bhad Rodu et al.	:	Wrzody błony śluzowej jamy ustnej, diagnostyka i leczenie.

J.A.D.A.
Październik 1992, tom 123, 83-85

11 Boyd William : Podręcznik patologii.
8. edycja azjatycka,
1979, 1350

12 Browning S. et al. : Stowarzyszenie między paleniem jamy ustnej a zaburzeniami psychicznymi
J .O.S., O.M., O.P.
1987 , 64 : 171-174

13 Burket L.W. : Medycyna jamy ustnej
T.B. of Oral Medicine 6 wydanie
1971,
J. B. Lippin Cott Co.

14 Charlotte Feinmann : Psychogeniczny ból twarzy.
Br. Dziennik stomatologiczny
1984, 156, 205-10

15 Chellemi S.J. : Związek pomiędzy paleniem tytoniu i wrzodami mszycowymi.
J.O.S. 29
1970, 832-836

16 Cohen L. : Etiologia Patogeneza i klasyfikacja aftyjskiego zapalenia jamy ustnej i zespołu Behceta.
J. Patologia jamy ustnej.
1978, 347-352

17 Cooke B.E.D. : Manifestacje ustne Lichen Planus: 50 przypadków.
B.D.J.
1954, 96: 1-9

18 Kochany A.I. et. al. : Lichen Planus
J.0. Chirurgia jamy ustnej, Medycyna jamy ustnej, Ścieżka jamy ustnej.
1954, 7: 1276

19 David J. Zagarelli. : Analiza pacjentów w Burning Mouth.
I. Chirurgia jamy ustnej
1984, 58 : 34-38

20	Davidson	:	Davidson's Principles & Practice of Medicine. Wydanie 14, 1984, 698.
21	Dirken J.M.	:	Arbeid on Stress 1967, Groningen Wolters
22	Dolby A.E.	:	Śluzówka jamy ustnej w zdrowiu i chorobie. Blackwell Scientific Publication (Publikacja naukowa Blackwell) 1975
23	Dunber H.F.	:	Emocje i zmiany w cielesności. Columbia University Press N.Y. 1954
24	Edgar W.M.	:	Ślina: To sekrecja, skład i funkcje. British Dental Journal 25 kwietnia 1992 r., 305-312.
25	Edward Weiss	:	Psychosomatyczne aspekty stomatologii J.A.D.A. 1944, 31: 215 – 220
26	Eugene L. B. B. et. al.	:	Wiesz, co to jest? Normalny 17 Hydroksykortykosteroidów w krwi obwodowej człowieka. Wydział Psychiatrii, Uniwersytet w Utah 15 maja 1953 r., 818-822.
27	BIZ, grupa robocza	:	Ślina: To rola w zdrowiu i chorobach. Międzynarodowy Dziennik Stomatologiczny 1992, 42, 291-304
28	Fava M. et al.	:	Psychologiczne behawioralne i biochemiczne czynniki ryzyka choroby wieńcowej wśród menedżerów amerykańskich i włoskich. Jestem. J. z kardiologii Grudzień 1 1992, 70 : 1412-1416

29 Ferguson D.B. : Aktualne zastosowania diagnostyczne śliny.
J. Dent. Res.
1987, 66, 420-424

30 Frazer M. : Niektóre czynniki osobowości związane z lękiem stomatologicznym i strachem przed bólem.
Br. Dziennik stomatologiczny
1988, 165, 436-439

31 Giddon D.B. : Psychofizjologia jamy ustnej.
J. Dent. Res.
1966, 45: 1627 - 1636

32 Goran B. et. al. : Zaburzenia fizjologiczne u pacjentów z próchnicą liszajową Planus.
J.O. S: O. M; O. P.
1987, 63, 429-32

33 Gordon N. et. al. : Aftyjskie zapalenie pomidorów i ciała obce
Lancet 857
1974, 565

34 Grushka et. al. : Profile bólu i osobowości.
J. Praktyk
1975, 58, 34-38

35 Gutoranov : Wydalanie niektórych metabolitów katecholaminy, serotoniny i hormonów steroidowych po obciążeniu nerwowym.
Vutreshni Bolesti [JC Xmh]
1975, 14(1) : 40-44

36 Guyton A C : Podręcznik fizjologii lekarskiej
Wydanie 9.
1986, 876

37 Harold, Kalpan. : HamiltonSkala niepokoju.
Kompleksowy podręcznik psychiatrii IV
1980, 197-200

38 Irwin D. Mandel : Diagnostyczne zastosowania śliny (Artykuł przeglądowy).
J Oral Pathol., Med.

1990, 19, 119-125

39 Jacqueline M. et. al. : Wchłanianie miejscowego steryda i ocena tłumienia nadnerczy u pacjentów z erozyjnym Liszen Planus
J.0S; O. M; O. M; O. P
1990, 69, 688-693

40 James U Little : Aspekty psychologiczne pacjentów z Płonące usta
J.O.S., O.M., O.P.
1987, 63, 664-668

41 Jean Pierre K. et.al. : Praktyczna metoda oceny funkcji nadnerczy
Biol Psychiatria
1988, 23,335-349

42 Joseph U J. et. al. : Wpływ kortyzonu na wydalanie go z moczem Ketosteroidy u pacjentów z zespołem Cushing'a.
Uniwersytet Columbia
28 stycznia 1953 r., 449-451 r.

43 Haris M : Testy używane do badania psychologicznego
Zaburzenia
J.O.F. Practitioner 1975, 24; 372-9

44 Jungell P : Liszaj ustny Planus ustny
J Oral Maxilo chirurgia twarzy
1991, 20, 129-135

45 Katsilia G V et al. : Rola ACTH w regulacji wydzielania dehydroepiandrosteronu u ssaków naczelnych [rosyjski].
Problemy Endokrionologi [IC prh]
styczeń 1990, 36 : 58-62

46 Kazuhiro O. et. al. : Podwyższony poziom wynagrodzeń Prostaglandyny w Pacjentach z Major
Depresja
Biol Psychiatria
1988, 23, 326-334

47	Koblenzer S	:	Koncepcje psychosomatyczne w dermatologii J Acta Dermatol 1983, 119, 501-512
48	Kovesi G et. al.	:	Badania uzupełniające w zakresie Lichenów Ustnych Planus Int. J. Oral Surg. 1973, 2-13
49	Kummel i Sibley	:	Opis kliniczny powtarzających się wrzodów. 1899, J. Oral Med; 20:235-249, 1957
50	Lachman S	:	Zaburzenia i zaburzenia psychosomatyczne oraz Interpretacja behawiorystyczna John Willey & Sons Inc N.Y. 1972,
51	Baranek A. B.	:	Zespół palących się jamy ustnej : Aspekty psychologiczne Br. Dziennik stomatologiczny 1988, 165, 256-260
52	Lamey & Lamb	:	Zaburzenia psychosomatyczne jamy ustnej i twarzy J O. S., O.M., O.M., O.P. Sierpień 1992, 158-167
53	Lamey P J.	:	Przydatność skali HAS do oceny lęku i depresji u pacjentów z zespołem pieczenia jamy ustnej J.O.S., O.M., O.P. 1989, 67, 390-392
54	Landat M.H et. al.	:	Pomiar zawartości kortyzolu w żołądku : Praktyczne podejście do oceny przysadki mózgowej - funkcja nadnerczy Dziennik Clin. Endo i Metab 1988, 66(2), 343-348
55	Lascelles R. G.	:	Typowy ból twarzy i depresja. British Journal of Psychiatry. 1966, 112, 651-659

56 Lawrence Cohen : Etiologia, patogeneza i klasyfikacja aftyjskiego zapalenia jamy ustnej i zespołu Behceta
J. Patologia jamy ustnej
1978, 347-350

57 Lehner T : Charakterystyka przeciwciał błon śluzowych w powracającej aftyzacji
J. of Arch. Oral Biol.
18, 843, 1969

58 Margaret Gore : Jak dobrze radzisz sobie ze stresem?
Książka o włosach i urodzie
1985, 124-125

59 McCarthy S.G. : Zmiany ustne Lichen Planus w jamie ustnej
J.O.S., O.M., O.P,
1961, tom (14); 164-181

60 McCartney J. L. L. : Psychosomatyka w stomatologii
J. Mogę. Dent. A.
1951, 17: 3 - 11

61 McClatchey K D. Badania nad ustnym lichenem Planus (Oral Lichen Planus)
J. O. S, O.M, O.M, O.P.
1969, 39:1, 123

62 Monir Maurice : Etiologia powracających wrzodów mszycowych
J. z laryngologii i otologii.
Wrzesień 1987, 917-920.

63 Musti et et : Liszaj ustny Planus związany z pigmentacją
J. Oral Med.
Jan 1979, 34:1, 23-24.

64 Nicholas Unsworth. : Lęk
Br. Dziennik stomatologiczny
21 kwietnia 1984 r., 299 r.

65 Ormsby 0 S et al. : Choroby skóry
Lea i Febiger, Filadelfia
1951,

66 Palo Alto California : Konsultacje z psychologiem
1983,

67 Parker L, Eugene J. : Rozkojarzenie poziomu androgenów i kortyzolu w ostrym stresie. Badania hormonalne i metaboliczne [IC gbd] kwiecień 1985, 17(4) : 209-12

68 Paul Fourman et al. : Efekty działania 17 Hydroxy Corticosterone (składnik F) w człowieku. Wydział Lekarski, Harvard Medical. Szkoła, Boston, 31 lipca 1950 r., 1462-1473 r.

69 Pedersen Anne et al. : Stres psychologiczny i powtarzalność Mphthous Ulceration J. Oral Med. 1989, 18, 119-122

70 Perry H.O. et al. : Zmienność i przebieg Lichenia Planusa Arch. of Dermatol. 1961, 84 :179-191

71 Pindborg J. J. Pindborg J. : Rozpowszechnienie Oral Lichen Planus wśród 7639 mieszkańców wioski indyjskiej w Kerala, Indie Południowe Acta Dermatovener (Sztokholm) 1972 , 52, 216-220

72 Puchalski Z et. al. : Licheń Planus i stres Int. J Oral Surg. 1985, 14-259

73 Ragaz A R : Ocena dojrzewania i regresji zmian patologicznych w Licheniu Planusie - nowa obserwacja i korelacja wyników badań klinicznych Jestem. J Dermapath. 1981, 3-5

74 Raymond A Dionne. : Kontrola bólu w stomatologii : Czynniki psychologiczne modyfikujące postrzeganie bólu. Kompendium kształcenia ustawicznego

Vol VI nr 8
Wrzesień 1985, 574-584.

75 Regina K Kinney et.al. : Poważne zaburzenia psychiczne u pacjentów z przewlekłą postacią TMD Skutki dla skutecznego zarządzania
J.A.D.A.
Październik 1992, tom 123, 49-54

76 Richard H Rahe : Psychologiczna i fizjologiczna ocena amerykańskich zakładników uwolnionych od Iran
Medycyna psychosomatyczna
1990, 52, 1-16

77 Robert J Catchel : Postępowanie z lękiem i bólem podczas leczenia stomatologicznego
J.A.D.A., Vol 123.
Czerwiec 1992, 37-41

78 Rontledge : LondynStruktura osobowościowa i pomiary
1969,

79 Rook et al. : Opis kliniczny Lichen Planus
Książka tekstowa Dermatologii
Blackwell Publikacja naukowa
1194, 1979

80 Ross F Vining et. al. : Pomiar hormonów w ślinie: możliwości i opady deszczu
J. Steroid Bio.
1987, 27 (1-3), 81-94

81 Rybakow A I : Powtarzające się aftyjskie zapalenie pomidorów i reaktywność organizmu
Int. Dent. Dziennik 24 ust. 2.
1974, 328-333

82 Kabina A B : Pediatria
1949, 4 : 660

83 Semple C Q, Gray przeciwko C E : Efekty endokrynologiczne badania Stres
Nauki kliniczne [IC :diz]
Mar 1988, 74(3) : 255-9

84 San Diego : Usługi w zakresie badań edukacyjnych i przemysłowych 1967, 871

85 Sanford Davidson : Ocena funkcji układu hormonalnego Podręcznik diagnostyki klinicznej i diagnostyki klinicznej oraz Zarządzanie metodami laboratoryjnymi. 1986

86 Satoskar R. S. : Podręcznik z zakresu farmakologii i farmakoterapii, Wydanie 12, 1991 r.; 748

87 Schegal V N : Naturalna historia liszaja ustnego Planus Indian J dermatologii i wenerologii 1974, 40-204

88 Schmidt : Dystrybucja częstotliwości i lokalizacja Lichen Planus Acta den m & Ven 1961, 41-164

89 Scully C et. al. : Lichen Planus : przegląd i aktualizacja dotycząca patogenezy Journal of Oral Pathology (Dziennik Patologii Ustnej) 1985, 14, 431-458

90 Scully C Porter : Powtarzające się aftyjskie zapalenie jamy ustnej, aktualna koncepcja etiologii, patogenezy i leczenia J. Oral Pathol. Med. 1989, 18, 21-27

91 Segal A L : Powtarzające się aftyjskie zapalenie jamy ustnej i opryszczka wargowa i cykl menstruacyjny J. Dent. Res 53 (4) 797, 803, 1974

92 Shafer U G et al. : Podręcznik patologii jamy ustnej (A Text Book of Oral Pathology) W.B. Saunders Co. 1983, 4; 713

93 Statek I I : Powtarzające się znieczulenia afrykańskie i nawracające opryszczki w profesjonalnej populacji uczniów szkół.
J.O.S., O.M., O.P., październik 1960 r.

94 Shklar G et al. : Obserwacja zmian jamy ustnej Lichen Planus na 100 przypadków
J.O.S., O.M., O.P.
1961, 14 : 164-181

95 Sibley U R : Stres i ubytek jamy ustnej
B.M.J.
1899, 1,900

96 Silvermen et al. : Badanie na temat Lichenów ustnych Planus Oral
J.O.S., O.M., O.P.
1985, tom (60); 30-34

97 Simpson H E. : Wiek zachorowalności na płeć i rozkładu leukoplakii i Lichen Planus
Brit. J dermatologii
1957, 69-178

98 Sircus : Powtarzające się Aftyjskie Ulcerations of the mouth. Badanie etiologii historii naturalnej i leczenia
J. Oral Med.
1957, 20, 235-249

99 Smith : Wartości normalne 17 hydrokortykosteroidów
Księga Popularna Urologii Ogólnej Smitha
1991

100 Steven D Vincent : Diagnoza i zarządzanie liszajami ustnymi Planus Planus
J.A.D.A.
Maj 1991, Tom 122, 93-95.

101 Łabędź R H : Liszaj ustny Planus i związane z tym zmiany paznokci
J. Oral Med.

Mar 1982, 37:1; 23-36

102 Taylor I A. : Skala osobowościowa manifestacyjnego niepokoju
J. Nienormalna psychologia
1953, 48 : 285

103 Thomas W Burns et al. : Badania nad współzależnymi skutkami stresu i kory nadnerczy na metabolizm węglowodanów u człowieka
Wydział Medycyny i Fizjologii Uniwersytetu Duke'a.
20 marca 1953 r., 781-790 r.

104 Van F Rossen. : AmsterdamWild GIS Neurotic Labilikit Gemetin Postępuj zgodnie z metodą cyfrową Questions.
1970

105 Varley : Oszacowanie moczu 17-Ketosteroidów w moczu
Książka kliniki. Biochem.
1988, 45-101

106 Varley : Hormony steroidowe - wprowadzenie i techniki dla sterydów C17, C19 i C24.
Książka kliniki. Biochem..,
1989, Vol II, 45-104

107 Vincent S.D. et.al. : Liszaj ustny Planus : Kliniczne, historyczne i terapeutyczne cechy 100 przypadków
J.O.S., 0.M., O.P.
1990, 70, 165-171

108 Vining R F : Kortyzol z zawartością składników pokarmowych
J ze Steroida Biochemu.
1987, Vol 27, 8-94.

109 Whitlock I.A. : Psychologiczne aspekty chorób skóry.
W B Saunders & Co. Filadelfia
1978

110 Zegarelli et al. : Zaburzenia psychosomatyczne jamy ustnej i twarzy.

Praktyk
1975, 214: 372-379

111 Zilli C. et. al. : Badanie przesiewowe w kierunku chorób psychiatrycznych u pacjentów z dysestezją jamy ustnej za pomocą Kwestionariusza Zdrowia Ogólnego.
J.O.S., O.M., O.P., Vol 67(4)
Kwiecień 1989, 384-389

More Books!

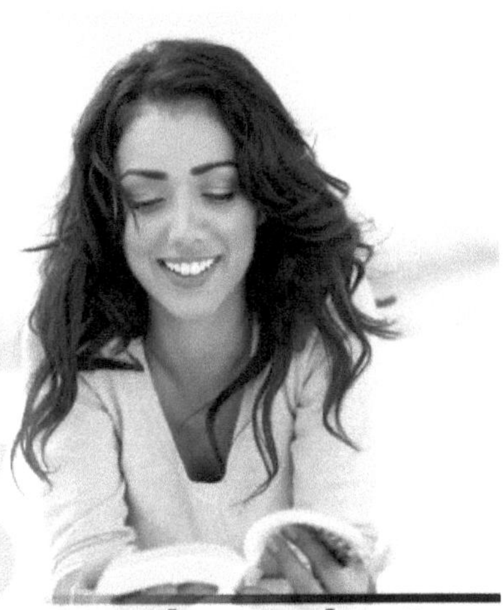

I want morebooks!

Buy your books fast and straightforward online - at one of world's fastest growing online book stores! Environmentally sound due to Print-on-Demand technologies.

Buy your books online at
www.morebooks.shop

Kaufen Sie Ihre Bücher schnell und unkompliziert online – auf einer der am schnellsten wachsenden Buchhandelsplattformen weltweit! Dank Print-On-Demand umwelt- und ressourcenschonend produzi ert.

Bücher schneller online kaufen
www.morebooks.shop

KS OmniScriptum Publishing
Brivibas gatve 197
LV-1039 Riga, Latvia
Telefax: +371 686 204 55

info@omniscriptum.com
www.omniscriptum.com

OMNIScriptum

MIX
Papier aus verantwortungsvollen Quellen
Paper from responsible sources
FSC® C105338

Printed by Books on Demand GmbH, Norderstedt / Germany